LA RECETA DEL GRAN MÉDICO

para

LA DIABETES

JORDAN RUBIN

con el doctor Joseph Brasco

GRUPO NELSON
Una división de Thomas Nelson Publishers
Desde 1798

NASHVILLE   DALLAS   MÉXICO DF.   RÍO DE JANEIRO   BEIJING

El propósito de este libro es educar, por tanto no se han escatimado esfuerzos para darle la mayor precisión posible. Esta es una revisión de la evidencia científica que se presenta para propósitos informativos. Ninguna persona debe usar la información contenida en esta obra con el fin de autodiagnosticarse, tratarse, o justificarse para aceptar o rechazar cualquier terapia médica por problemas de salud o enfermedad. No se quiere convencer a nadie a no buscar asesoría y tratamiento médico profesional, y este libro no brinda asesoría médica alguna.

Cualquier aplicación de la información aquí contenida es a la sola discreción y riesgo del lector. Por lo tanto, cualquier persona con algún problema de salud específico o que esté tomando medicamentos debe primero buscar asesoría de su médico o proveedor de asistencia sanitaria personal antes de comenzar algún programa alimenticio. El autor y Grupo Nelson, Inc., no tendrán obligación ni responsabilidad alguna hacia cualquier persona o entidad con respecto a pérdida, daño, o lesión causados o que se alegue que han sido causados directa o indirectamente por la información contenida en este libro. No asumimos responsabilidad alguna por los errores, inexactitudes, omisiones o cualquier inconsistencia aquí contenidos.

En vista de la naturaleza compleja e individual de los problemas de la salud y del buen estado físico, este libro, y las ideas, los programas, los procedimientos y las sugerencias aquí contenidos no pretenden reemplazar el consejo de profesionales médicos capacitados. Todos los aspectos con respecto a la salud de una persona requieren supervisión médica. Se debe consultar a un médico antes de adoptar cualquiera de los programas descritos en este libro. El autor y la editorial niegan cualquier responsabilidad que surja, directa o indirectamente, del uso de esta obra.

Editorial Betania es una división de Grupo Nelson
© 2006 Grupo Nelson
Una división de Thomas Nelson, Inc.
Nashville, Tennessee, Estados Unidos de América
www.gruponelson.com

Título en inglés: *The Great Physician's Rx for Diabetes*
© 2006 por *Jordan Rubin y Joseph Brasco*
Publicado por Nelson Books, una división de Thomas Nelson, Inc.

Traducción: *Rolando Cartaya*
Diseño interior: *Grupo Nivel Uno, Inc.*

ISBN-10: 0-88113-095-8
ISBN-13: 978-0-88113-095-9

Impreso en Estados Unidos de América
Printed in the U.S.A.

A mi bisabuelo Jacob y mi bisabuela Leah, que sufrieron terriblemente y fallecieron de complicaciones relacionadas con la diabetes, y a los millones de personas que hoy padecen esta dolorosa condición.

Contenido

INTRODUCCIÓN

Es hora de hacer cambios

A principios de 2004, Joey Hinson me escuchaba sentado atentamente mientras hablaba en el servicio del miércoles por la noche en mi iglesia, Christ Fellowship Church, en Palm Beach Gardens, Florida. Esa noche, describí cómo un conocido mío, de treinta y nueve años de edad, había muerto repentinamente de un ataque cardíaco, dejando atrás a su bella esposa, cuatro enérgicos niños y un próspero ministerio. «Me habían pedido que hablara con este padre y esposo para que se acogiera al plan de salud de Dios, pero no pudimos conversar antes de que fuera tarde», recuerdo haber contado esa noche. «¿En qué manera habría cambiado su vida, y las de aquellos a quienes más amaba, si hubiese dado un giro a su salud a tiempo?»

Un año después, mi iglesia me pidió que ofreciera otra charla, y esta vez Joey vino a verme después del servicio. «Cuando usted habló aquí hace un año, aquel relato suyo sobre el joven de treinta y nueve años que falleció me impresionó poderosamente. Es que también soy padre y esposo, y sentía como si me estuviera hablando directamente a mí. Me di cuenta de que debía hacer algo».

«Claro que sí», respondí, intrigado, aunque agradecido por lo que había escuchado.

Una vez que terminó de describirme lo que había ocurrido con él en el último año, le pedí a Joey que me permitiera compartir su historia con los lectores de *La receta del Gran Médico para la diabetes*. He aquí, en sus palabras, lo que sucedió:

Durante gran parte de 2003 comencé a sentirme terriblemente mal. Era algo nuevo para mí, porque creía estar en buena forma, incluso para alguien que ya había cumplido los cincuenta. Había jugado fútbol americano en la universidad, alineaba como mediocampista ofensivo en el equipo de Mars Hill College, en Carolina del Norte, así que mientras crecía siempre me instaron a «comer bien». Cuando mis años universitarios terminaron me fue sin embargo difícil abandonar esa mentalidad. Con el paso de los años, subí de peso, probablemente unos buenos diez o quince kilos de más para mi esqueleto de un metro ochenta y cinco. Cuando hace unos años el fiel de la balanza marcó ciento quince kilos, me dije que tenía que hacer algo. Asistí a tantas reuniones de Weight Watchers que me gané una membresía vitalicia, pero en cuanto me apartaba de su plan dietético, volvía a engordar.

Creo que esto se debe a que me gusta demasiado la comida sureña. Mis debilidades eran el pollo frito, los frijoles y las acelgas hervidas con el hueso del jamón; o los bistecs al estilo «country», chorreando salsa sobre el arroz amarillo.

El postre tenía que ser una deliciosa tarta de chocolate o un pastel de nueces.

Las hamburguesas con queso y las papas fritas me parecían aceptables como almuerzo. Trabajaba como director de transporte de King's Academy, una escuela cristiana privada cerca de mi pueblo natal, Royal Palm Beach, en Florida, y un par de veces a la semana tomaba prestado el carrito del campo de golf de la escuela y me iba manejándolo hasta el Wendy's o el Burger King que había cerca.

La gente me miraba extrañada cuando me veía pidiendo un almuerzo desde mi carrito de golf, pero a mí no me importaba. Sólo me divertía.

Lo que no me pareció tan gracioso fue cuando empecé a experimentar falta de aire y de energía después de cumplir los cincuenta. Nuestra casa tenía un césped bastante amplio y podarlo me tomaba por lo general varias horas. En el húmedo calor del verano floridano, me sentía demasiado exhausto para cumplir la tarea. Iba y me tendía en el sofá, jadeando, asustado por el rápido ritmo de mi corazón. Me sentía mal de veras.

Donna, mi esposa, naturalmente se preocupó, y a mí me fastidió no tener suficiente energía para jugar con el más pequeño de nuestros hijos, que tenía a la sazón diez años. Entonces, un domingo por la noche en agosto de 2003, me encontraba sentado en la iglesia, escuchando al pastor, cuando mi frente empezó a perlarse de sudor.

Mi corazón latía como un tambor y pensé que era inminente un ataque cardíaco. «Señor, ¿qué debo hacer?», oré. Me asusté tanto que pensé en pedirle a un ujier que llamara al número de urgencias 911, pero no quería hacer una escena en medio del servicio.

Supuse que tenía algún problema de hipertensión arterial, una condición frecuente en mi familia. Mis síntomas cedieron un poco, así que me aguanté. Sabía que debía ir al médico, pero decidí esperar una o dos semanas por mi examen físico anual. Después de auscultarme un rato, el médico me ordenó exámenes de sangre y orina.

Nunca olvidaré cuando me llamaron de su consulta para informarme que tenía diabetes del tipo 2.

¿Diabetes? Eso sonaba a enfermedad seria. «Espere un momento», le dije a la enfermera. «Me hicieron el examen físico por la tarde, y no recuerdo bien si ayuné para los análisis de sangre. Quiero que me repitan la prueba».

La repetición confirmó los resultados. «Voy a darle una receta», me dijo el médico, extendiéndome el papel y despidiéndose.

Me había prescrito 30 mg. diarios de Actos para tratar mi diabetes tipo 2. Sin embargo, al pasar los meses no podía decir que me sintiera mejor ni que el medicamento me estuviera ayudando a recuperar mi energía. Mi preocupación aumentó luego de leer en los diarios algunos reportajes que indicaban que ese medicamento podía causar daño hepático.

Fue entonces que escuché a Jordan Rubin hablar sobre *La receta del Gran Médico para tener salud y bienestar extraordinarios,* y su mensaje me inspiró a hacer grandes cambios en mi estilo de vida, incluyendo lo que comía y cómo había vivido hasta entonces. Le pregunté a Donna si le parecía bien que comprásemos nuestros víveres en la tienda de productos de salud, entre ellos algunos suplementos nutritivos de alimentos integrales que Jordan recomendó. Creo que ella se sorprendió, porque durante años me había estado instando a cambiar mi estilo de vida por uno más sano.

Comencé con una dieta saludable, abundante en frutas, verduras, y los tipos adecuados de productos lácteos, huevos y carnes.

Mis días de hacer fila en un carrito de golf ante la ventanilla de automovilistas de Wendy's habían quedado atrás.

Recuperé mi energía, a tal punto que pude volver a podar la inmensa grama y jugar con los chicos. Al cabo de un año, había bajado casi veinte kilos y alcanzado el peso que tenía cuando jugaba fútbol en la secundaria.

Cuando volvió a ser hora de hacerme mi examen físico anual, en agosto de 2004, saqué una cita con otro médico, pero no le revelé que me habían diagnosticado diabetes el año anterior. No quería que me tratara con prejuicios. Podrá imaginar mi sorpresa cuando los resultados de las pruebas de laboratorio confirmaron que mi colesterol estaba bien, mi presión sanguínea era normal, y también todo lo demás, lo que quería decir ¡que no tenía diabetes!

¡Aleluya! Jordan Rubin tenía razón. Él me dijo que si seguía la receta del Gran Médico, habría buenas probabilidades de revertir el daño que le había infligido a mi cuerpo, y así exactamente ocurrió.

La epidemia más reciente

Conocer a personas como Joey Hinson y escuchar sus relatos es magnífico, pero cuando alguien dice tener diabetes me vuelvo todo oídos. Es que yo libré mi propia batalla contra esa enfermedad cuando era un joven estudiante de diecinueve años en la Universidad Estatal de la Florida, hace poco más de una década.

He contado la odisea que pasé con mi salud en *La receta del Gran Médico para tener salud y bienestar extraordinarios,* donde describo cómo mi cuerpo de ochenta y cuatro kilos fue atacado por el mal de Crohn —un trastorno digestivo debilitante— junto con un montón de otras afecciones: artritis, fatiga crónica, alopecia, disentería amibiana, candidiasis crónica, infecciones de la próstata y la vejiga... y bueno, diabetes. En sólo un año, me consumí hasta pesar cuarenta y siete kilos, y empecé a creer que moriría joven.

Como tenía que librar batallas en demasiados frentes médicos, no era un diabético típico, pero nunca he olvidado cómo mis piernas se tornaron violáceas debido a mi circulación en extremo deficiente.

Eso sí que me preocupó. Aunque mis médicos nunca sugirieron que fuera candidato a una amputación, la idea de perder una pierna cruzó amenazante por mi mente joven. Pensaba que, si mi salud llegaba a degenerar hasta tal punto que se hiciera necesaria una amputación, estaría mejor muerto.

Afortunadamente, y se lo agradezco a mi Señor y Salvador, mi salud mejoró gradualmente, y la circulación en mis piernas volvió a ser normal. Desde que recobré mi salud, he sentido un saludable respeto por la forma en que la diabetes impacta las vidas de las personas; un impacto que se espera se duplique en todo el mundo en los próximos veinticinco años.

Investigadores de la Universidad de Edimburgo, en Escocia, anticipan un incremento global de la diabetes de ciento setenta y un millones de personas en el 2000 a trescientos sesenta y seis millones en el 2030. Los mayores aumentos relativos tendrán lugar en los países árabes del Medio Oriente, el África al sur del Sahara, y la India, en correspondencia con un aumento similar en las tasas de obesidad.

En los Estados Unidos, la alarma de la diabetes ya está sonando. Según las más recientes estadísticas del gobierno, alrededor de dieciocho millones de estadounidenses, o un 6,3 por ciento de la población, han sido diagnosticados con diabetes, y los científicos estiman que puede existir una cantidad casi igual de diabéticos no diagnosticados.

La enfermedad muestra una fuerte parcialidad étnica, apoyada en su prevalencia, en términos de porcentaje, entre los indoamericanos, afroamericanos e hispanos, así como los de la tercera edad.

La diabetes mata cada año a más de 200.000 estadounidenses, lo que la convierte en la sexta causa de muerte en el país. Sin embargo, las autoridades de la salud creen que se subestima la amenaza mortal de la diabetes, debido a que muchas familias y médicos, por una u otra razón, optan por no reflejar la enfermedad en el certificado de defunción. Una probable causa es que las personas mueren frecuentemente por complicaciones *relacionadas* con la diabetes, problemas cardíacos, accidentes cerebrovasculares, hipertensión arterial y afecciones renales, de manera que la enfermedad derivada es la que se registra como causa de la muerte.

Así, muchos ni siquiera saben que tienen diabetes. Aunque el cáncer y las enfermedades cardiovasculares superan por amplio margen a esta dolencia como causas de muerte, los médicos consideran que la diabetes es una epidemia fuera de control, puesto que según cálculos oficiales cuarenta y un millones de estadounidenses son prediabéticos. La prediabetes es el período en el que las personas pertenecientes a grupos con alto riesgo de desarrollar diabetes muestran signos de elevación intermitente de los niveles de azúcar en la sangre. Si bien sus cuerpos son aun capaces de procesar glucosa, la energía que permite funcionar a las células del cuerpo, los niveles de azúcar en su sangre se descontrolan como un adolescente agresivo al que no le bastan las revoluciones que marca el tacómetro de su auto.

Esta imagen de «línea roja» es intencional, especialmente porque la Asociación Estadounidense para la Diabetes está promoviendo pulseras rojas de plástico a fin de crear conciencia sobre la enfermedad, de la misma manera que el ciclista Lance Armstrong introdujo las pulseras de color amarillo canario «Live Strong» para financiar las investigaciones sobre el cáncer.

Datos sobre la diabetes

Aunque millones de personas y sus familiares son afectados por la diabetes, me aventuraría a decir que la mayoría tiene una vaga conciencia de lo que significa esta enfermedad. Por definición, la diabetes es una enfermedad crónica degenerativa causada por la incapacidad del organismo, bien para producir suficiente insulina o para utilizarla apropiadamente, lo cual resulta esencial para un buen metabolismo del azúcar presente en la sangre, también conocida como glucosa. Para aquellos que escucharon hablar por última vez de la insulina en la clase de biología de secundaria, es una hormona que el organismo utiliza para convertir azúcares, almidones y otros alimentos en energía para las células.

A fin de ayudarle a comprender mejor el papel de la insulina, permítame ofrecerle una descripción sencilla y breve de cómo el cuerpo digiere y absorbe los alimentos. El proceso digestivo del organismo es considerablemente más complejo que la siguiente descripción, pero esta le dará una idea general sobre cómo la insulina es inyectada en el torrente sanguíneo. Cuando una persona come, el alimento viaja de la boca al estómago antes de pasar al intestino delgado, de forma muy similar a como se desplazan por las esteras móviles de las cadenas de producción los productos alimenticios en *Unwrapped* [Desenvuelto], el programa de la cadena Food Network que muestra a los televidentes cómo se elaboran sus comestibles favoritos. De la misma manera que el producto del día en ese programa es glaseado, salado, horneado o azucarado en su trayecto a través de la fábrica, los alimentos en el tracto digestivo son rociados con diversas hormonas, sustancias químicas y jugos digestivos. Al llegar al intestino delgado son bombardeados con jugos pancreáticos que contienen enzimas pancreáticas o digestivas, las cuales descomponen los carbohidratos en su forma más simple: la glucosa, que se convierte en azúcar en la sangre. Cuando los niveles de esta se elevan, el cuerpo segrega insulina a fin de regresarla a su nivel normal. Mientras más carbohidratos se ingieren y se convierten en azúcar en la sangre, más insulina secreta el organismo para reducir esta última. La insulina cumple diferentes funciones que valen la pena mencionar. La introducción de insulina estimula al cuerpo humano a fabricar grasas a partir de otros nutrientes, como las proteínas, y especialmente los carbohidratos, mediante un proceso conocido como lipogénesis. ¿Por qué hace esto el organismo? Porque no desea que le sorprendan con poca gasolina en el tanque. Al almacenar en las células adiposas la energía contenida en el azúcar, o en la glucosa, el cuerpo puede reclamar estas «reservas» después de un gran esfuerzo físico.

Desafortunadamente, con la falta de ejercicio que caracteriza a este mundo moderno de gente pegada a un sofá, dichas reservas rara vez son utilizadas. Resultado: una vez que las células adiposas han permanecido inertes demasiado tiempo, los niveles de insulina se descontrolan. Y cuando los niveles de azúcar en la sangre suben y bajan desordenadamente, la *diabetes mellitus* asoma su fea cabeza en dos formas: diabetes del tipo 1 o del tipo 2. Sin embargo, los médicos están constatando un número creciente de pacientes con diabetes doble: con síntomas de la tipo 1 y de la tipo 2.

La tipo 1, conocida como diabetes dependiente de la insulina, significa que el organismo no está produciendo una cantidad suficiente de esta. Para compensar el déficit, es necesario un suministro constante por medio de una combinación de dieta controlada e inyecciones diarias de insulina, bien extraída del páncreas de vacas o cerdos, o producida en forma sintética en el laboratorio. En los últimos treinta años la ciencia médica ha descubierto una manera de fabricar insulina humana en bacterias y en la levadura, gracias a los avances en la tecnología de recombinación del ADN. Los diabéticos ya no tienen que depender de la insulina producida por animales, cuyo suministro es condicionado por la limitada cantidad de cabezas de ganado apartadas con ese propósito.

La hormona debe ser administrada con una aguja debido a que por vía oral resulta ineficaz, pues los jugos digestivos presentes en la boca destruyen a la insulina (que es una proteína) antes de que pueda llegar al torrente sanguíneo. Compadezco a los diabéticos del tipo 1: debe ser muy penoso e inconveniente estar inyectándose en los muslos, los brazos o el vientre todos los días de la vida. Un nuevo protocolo terapéutico comprende el uso de una bomba de insulina, un pequeño dispositivo computarizado que libera insulina en el organismo a través de un fino caño y una aguja insertados en la piel, generalmente en algún punto de la cintura.

Conozco a varios diabéticos del tipo 1 que están sumamente agradecidos porque sus médicos les hayan sugerido cambiar de las inyecciones a la bomba y que juran que ese simple acto salvó sus vidas.

La diabetes del tipo 2, una forma de esta dolencia no dependiente de la insulina (aunque algunos pacientes empeoran tanto que llegan a requerir la hormona), es difícil de diagnosticar y su tratamiento presenta más desafíos. En la diabetes tipo 2, el páncreas no produce suficiente insulina, o las células ignoran la insulina producida por el cuerpo. Como esta hormona regula y mantiene la circulación de los niveles de azúcar en el organismo, la incapacidad de este último para metabolizar el azúcar en la sangre, cualquiera sea la razón, abre las puertas a una serie de complicaciones médicas. La resistencia a la insulina por parte de las células puede ser causada por una superproducción de la hormona, derivada de una dieta alta en azúcares y féculas. La resistencia a la insulina puede compararse con la formación de callos en las manos por manejar una azada en el jardín: Cuando se produce demasiada insulina, las células levantan una barrera, lo que determina la persistencia de grandes cantidades de azúcar en la sangre. Muchas veces esta reacciona con las proteínas para formar productos terminales de la glucación, que obstruyen el flujo sanguíneo a los ojos, las piernas y los pies. Comer alimentos ricos en antioxidantes puede impedir su formación. Además de una deficiente circulación de la sangre, algunos de los síntomas más comunes de la diabetes del tipo 2 son: sed, descarga urinaria frecuente, piel seca, comezón, pobre cicatrización, fatiga, mal aliento e irritabilidad. Aunque los síntomas parecen vagos, cuando se muestran combinados ofrecen un claro indicio del comienzo de la enfermedad. Cuando se diagnostica al paciente una diabetes en pleno desarrollo, y la enfermedad comienza a afianzarse, se presentan con mayor fuerza otros problemas físicos y efectos colaterales: fallos renales; problemas oculares que pueden acabar en ceguera, infecciones dentales y de las encías y bloqueos circulatorios que ocasionan enfermedades cardiovasculares o ataques cardíacos. Algunos diabéticos descubren que padecen problemas neurológicos y circulatorios cuyas señales son un hormigueo en las manos y en los pies.

La diabetes es una de las principales causas de ceguera, fallos renales, amputación de extremidades y enfermedades cardiovasculares. También existe un fuerte vínculo entre las altas tasas de obesidad en los Estados Unidos y la «epidemia» de diabetes del tipo 2. El hecho de que nuestro gobierno haya clasificado con sobrepeso a dos terceras partes de los estadounidenses, y con sobrepeso severo a un 15 por ciento de los niños y jóvenes de seis a diecinueve años, no augura nada bueno al futuro del país.

¿Cuán serio es el problema de la diabetes del tipo 2 entre los jóvenes?:

A algunos demógrafos les preocupa que la actual generación pueda ser la primera en vivir menos años que la actual esperanza de vida, de setenta y dos años y cinco meses para los hombres y de setenta y ocho años y nueve meses para las mujeres, según el Centro Nacional de Estadísticas de la Salud. Aun más, los investigadores anticipan que si las presentes tendencias continúan, uno de cada tres niños nacidos después del año 2000 desarrollará diabetes del tipo 2, y los que la desarrollen antes de los quince años verán su esperanza de vida reducida en una cantidad igual de años.[1] Son noticias como para preocuparse, especialmente para este padre que tuvo su primer hijo en el 2004.

Tratamientos convencionales

La diabetes es una enfermedad grave y que no tiene cura. No obstante, puede ser hasta cierto punto controlada, pero ello requiere tratamiento y atención de por vida. Los diabéticos del tipo 1 se aplican inyecciones diarias de insulina para mantener normal o casi normal su nivel de azúcar en la sangre. Los del tipo 2 enfrentan la enfermedad mediante dieta, ejercicios y medicamentos bajo la supervisión de un médico.

Los pacientes del tipo 1 deben vigilar los niveles de azúcar en la sangre varias veces al día, incorporar treinta minutos de ejercicios a sus actividades diarias, y diseminar su ingesta de carbohidratos a lo largo del día para evitar altos niveles de azúcar en la sangre después de las comidas. La insulina es el único medicamento utilizado para tratar directamente la diabetes, aunque algunos médicos describen fármacos como la Cymbalta para tratar la depresión o los dolorosos daños neurológicos en manos y pies.

Los tratamientos médicos para la diabetes tipo 2 son más individualizados. Los galenos se concentran en planes terapéuticos dirigidos a estabilizar los niveles de azúcar en la sangre, los cuales giran en torno a una apropiada ingestión de carbohidratos diaria. Como son precisamente los carbohidratos los nutrientes que más afectan el nivel de azúcar en la sangre, el médico sugerirá a sus pacientes llevar una «cuenta de carbohidratos» a fin de que puedan mantenerla a un nivel seguro.

Generalmente se incorpora la participación de un nutricionista profesional para enseñar a los pacientes a planear sus comidas y contar sus carbohidratos. Desafortunadamente las recomendaciones médicas y dietéticas más usuales consisten en que los diabéticos sustituyan el azúcar y otros alimentos que la contienen por edulcorantes artificiales o productos artificialmente edulcorados. Para ayudar a equilibrar los niveles de azúcar en la sangre se suele recomendar una dieta baja en grasas y en sodio que incluya alimentos ricos en fibra. Dependiendo del diagnóstico, pueden prescribirse fármacos que estimulen al páncreas a producir más insulina. Compuestos que contienen sulfas como el Glucotrol, DiaBeta, Micronase o Prandin, ayudan a extraer más insulina de las células. Otras drogas como Avandamet, Rosiglitazone y Metformin refuerzan la sensibilidad del organismo a la insulina.

Adónde nos dirigimos desde aquí

De aquí en adelante, cuando hable de diabetes me estaré refiriendo a la del tipo 2, porque es la que padecen más del 90 por ciento de los diabéticos, y que el rápido incremento de esta forma de la enfermedad está disparando la alarma de una epidemia en el horizonte. Además, hay razones para creer que la diabetes del tipo 1 es principalmente un trastorno inmunológico causado por un virus latente. Lo que es más importante: no existe ninguna vía demostrada para prevenir la diabetes del tipo 1, pero abundan las evidencias que sugieren que la del tipo 2 es, en gran medida, evitable con sólo comer bien, llevar un estilo de vida saludable y comprometerse con un programa de ejercicios.

Yo creo que puede hacerse mucho más para prevenir esta variable de la enfermedad, y en los próximos siete capítulos, le hablaré de las siete llaves del Gran Médico para la salud y el bienestar, que le brindarán a usted y a sus seres queridos las mejores oportunidades posibles para prevenir la diabetes o ayudarle a superarla enriqueciendo el tratamiento médico que le ha sido prescrito.

Mi enfoque sobre la diabetes se basa en siete llaves que dejé establecidas en mi obra fundamental *La receta del Gran Médico para tener salud y bienestar extraordinarios*:

- Llave #1: Coma para vivir
- Llave #2: Complemente su dieta con alimentos integrales, nutrientes vivos y superalimentos

- Llave #3: Practique una higiene avanzada
- Llave #4: Acondicione su cuerpo con ejercicios y terapias corporales
- Llave #5: Reduzca las toxinas en su ambiente
- Llave #6: Evite las emociones mortales
- Llave #7: Viva una vida de oración y con propósito.

Como verá, cada una de estas llaves está de algún modo relacionada con la diabetes. Creo que todos y cada uno de nosotros posee una salud potencial que nos fue dada por Dios y que sólo puede ser liberada usando las llaves correctas. Con esto le estoy pidiendo que le dé una oportunidad al plan de salud bíblico e incorpore a su vida estos principios atemporales, permitiendo que transforme su salud física, mental, emocional y espiritual. No importa en qué etapa de su batalla por la salud se encuentre. Oraré para que Dios le encuentre en el punto de su más profunda necesidad y le libre de todos sus problemas de salud.

LLAVE # 1

Coma para vivir

S i usted o alguno de sus seres queridos padece una diabetes del tipo 2, probablemente habrá notado que amigos y conocidos que no sufren de esta enfermedad suelen tener una idea confusa sobre su condición médica. Imaginan que la diabetes tiene algo que ver con el azúcar, pero con frecuencia sus conocimientos no pasan de ahí.

El común de las personas tiene muchos conceptos erróneos sobre la diabetes. Hay quienes creen que uno es un candidato perfecto para desarrollar diabetes si es de los que se esconden en el clóset a comer chocolates. Esto no es del todo cierto. Es más probable que un consumo excesivo de dulces llene de caries su dentadura a que le provoque una diabetes. El problema no es un romance secreto con los chocolates suizos, sino una incapacidad del cuerpo humano para producir la cantidad suficiente de insulina.

Si bien todos en la comunidad médica coinciden en que los dulces aumentan los niveles de glucosa en la sangre, los diabéticos también pueden consumir azúcar sin peligro. Aunque es igualmente cierto que no deben excederse, como explicaré más adelante en este capítulo.

Otros creen que la diabetes no puede prevenirse. Dicen que existe un fatídico vínculo hereditario para quienes tienen una historia familiar de diabetes, que si sus padres la padecen, ese será también su destino. Si bien es cierto que la diabetes exhibe un fuerte componente hereditario, «su tasa de incremento es demasiado grande para ser la mera consecuencia de una mayor frecuencia genética», señala Lyle MacWilliam en la revista *Life Extension*.

«En lugar de ello, las evidencias apuntan hacia la influencia conjunta de factores relacionados con el estilo de vida, la dieta y el entorno».[1]

Una generación atrás, la diabetes del tipo 2 era desconocida entre los niños, pero el creciente número de adolescentes con diabetes indica que la incidencia de esta enfermedad infantil se agravará en las próximas décadas. Los expertos están observando la presencia de esta variante de la enfermedad con regularidad alarmante en niños de complexión robusta que llevan vidas sedentarias.

Por eso creo que existe un vínculo, desde el punto de vista médico y estadístico, entre las crecientes filas de diabéticos y la otra epidemia que está en boca de todos: la obesidad. No todos los adultos ni los niños con sobrepeso sufren de diabetes, pero al parecer casi todos los diabéticos del tipo 2 tienen sobrepeso. No hay más que observar cualquier consulta de un especialista para confirmarlo. Los endocrinólogos dicen que el 99 por ciento de sus pacientes con diabetes del tipo 2 se ajustan a la definición médica común de obesos o con sobrepeso, consistente en un índice de masa corporal (IMC) de hasta 25 o 30 y más.

El índice de masa corporal es una fórmula matemática que toma en cuenta la estatura y el peso de una persona para determinar un número correspondiente, llamado IMC. En tanto fórmula estricta, el índice de masa corporal es igual al peso de la persona en kilogramos dividido entre su estatura por metro cuadrado. Según una tabla de índices de masa corporal convertidos a libras y pulgadas para su uso en Estados Unidos (estos índices están disponibles en la Internet) el IMC se desglosa de la siguiente manera:

- 18 o menos: bajo de peso
- 19–24: normal
- 25–29: con sobrepeso
- 30–39: obeso
- 40–54: extremadamente obeso

Por ejemplo, una persona de cinco pies 10 pulgadas de estatura (1,78 m) y un peso de 167 libras (76 kg) tendría un IMC de 24, el límite máximo para tener un peso normal. Alguien con la misma estatura y un peso de más de 209 libras (95 kg) tendría un IMC de 30, lo que le ganaría una clasificación de obeso en la escala de índices de masa corporal. (Aquellos que levantan pesas y tienen una gran cantidad de masa corporal magra serían considerados con sobrepeso u obesos, conforme a la escala IMC. Pero si usted tiene un IMC alto con un bajo porcentaje de grasa corporal, no se le considera obeso ni con sobrepeso. Esta escala se creó para individuos medios no atléticos.)

Si usted se encuentra en el extremo superior de la escala IMC, este sería un excelente momento para preguntar a su médico si debería someterse a exámenes de diagnóstico de la diabetes, los cuales por lo general comprenden un análisis de su glucosa en ayunas o una prueba oral de tolerancia a la misma. Cuando los resultados regresen del laboratorio, su médico le informará si la glucosa en su sangre es normal, prediabética o diabética. Si resulta ser lo último, probablemente le aconsejará bajar de peso, emprender un programa regular de ejercicios y reducir su estrés; ingredientes, todos estos, de un cambio importante en su estilo de vida.

Bajar de peso es una *excelente* manera de aflojar la garra de la diabetes sobre su cuerpo. Un estudio realizado con fondos federales en los Estados Unidos, denominado Programa de Prevención de la Diabetes, demostró que rebajar entre un 5 y un 7 por ciento de su peso corporal reduce significativamente el riesgo de diabetes del tipo 2, ya que un cuerpo menos pesado puede utilizar de manera más eficiente la insulina.

Mi libro *La receta del Gran Médico para la diabetes* pone énfasis en mi primera llave, «Coma para vivir», lo cual es una eficaz herramienta para perder peso. Pero, ¿cómo podemos comer para vivir? Pues haciendo dos cosas:

1. Coma de lo que Dios creó como alimento.
2. Coma sus alimentos en una forma saludable para el cuerpo.

Estos principios comprenden el comer y beber aquello que le ofrezca una excelente oportunidad de soltar algún lastre y de mantener los niveles correctos de glucosa en la sangre. Esto no significa salir de las pastelerías, los restaurantes de comidas rápidas y las filas de pagar en el supermercado cargado de alimentos procesados saturados de azúcares e ingredientes artificiales. Comer de los alimentos que Dios creó, en una forma sana para el cuerpo, significa seleccionar comestibles que le permitirán combatir enfermedades como la diabetes e iniciar el camino hacia una vida saludable y vibrante.

Para quienes padecen de diabetes, esto quiere decir consumir cantidades generosas de proteínas de calidad, ingiriendo menos carbohidratos altos en glucosa como los granos, azúcares, pan, pastas, arroz, patatas y maíz, y consumiendo en su lugar carbohidratos con poca glucosa como la mayoría de los vegetales y frutas, nueces, semillas y legumbres, como también pequeñas cantidades de cereales integrales.

En lo que respecta a comer (1) los alimentos que Dios creó (2) de una manera saludable para el cuerpo, estoy convencido de que una dieta basada en consumir alimentos enteros y naturales dará en el blanco en lo que se refiere a comer para vivir. Y, sin embargo, muchos de los supuestos alimentos que se venden en los supermercados de nuestro país no fueron creados por Dios, sino por empleados con redecillas sanitarias en las cadenas de producción de alguna fábrica lejana.

Como las ovejas de un rebaño siguen al despeñadero a la que va delante, llenamos los carritos del supermercado con alimentos procesados carentes de los nutrientes que Dios desearía que recibiéramos, y fortificados con «modernos» aditivos que nos privan de salud y vitalidad.

En cuanto a comer fuera, no me hagan hablar otra vez sobre cómo nos hemos convertido en un país que adora las comidas fritas y grasientas, saturadas de calorías, manteca y azúcar, aunque, según piensan muchos, también ricas en sabor.

Comer los alimentos que Dios creó, de una manera sana para el cuerpo, es una forma instantánea de consumir menos calorías. Según afirma la Clínica Mayo, usted consume apenas sesenta calorías cuando su merienda consiste en alguna de las siguientes opciones:

- una manzana pequeña
- media taza de uvas
- dos ciruelas
- dos cucharadas de uvas pasas
- una taza y media de fresas
- dos tazas de lechuga cortada en tiras finas
- media taza de tomates cortados en dados
- dos tazas de espinacas
- tres cuartos de taza de habichuelas verdes.

En cambio, una hamburguesa con queso Double Whopper de Burger King asciende ella sola a 1.150 calorías, o ¡*dos veces* el contenido calórico de *todas* las frutas y verduras mencionadas juntas!

Soy el primero en admitir que una dieta limitada a frutas y vegetales resulta demasiado simple y aburrida. Además una dieta de frutas y verduras bajas en calorías no provee al organismo la gama de nutrientes que este necesita, tales como proteínas y grasas saludables. Pero, seamos realistas: somos demasiados los que buscamos en los restaurantes de comidas rápidas, los emporios heladeros y los supermercados de alimentos procesados, inflados de calorías como levantadores de pesas hinchados por los esteroides. Esa es la razón principal de que en Estados Unidos tengamos ahora un problema nacional con la diabetes y la obesidad.

Al contrario de lo que piensa la mayoría, no existe una «dieta para la diabetes». Los alimentos sanos para todos son aquellos que controlan el nivel de glucosa en la sangre, pero es preciso consumir con cautela nuestros comestibles, y especialmente los carbohidratos. Cada bocado, sea de proteínas, grasas o carbohidratos, impacta el nivel de azúcar en su sangre y su metabolismo, y en consecuencia, su diabetes. Echemos un vistazo más de cerca a estos macronutrientes.

PROTEÍNAS: PRÁCTICAMENTE PERFECTAS

Las proteínas, componentes básicos de la nutrición, son los bloques de construcción esenciales del organismo. Todas las proteínas son combinaciones de veintidós aminoácidos, que intervienen en la creación de los órganos del cuerpo, músculos y nervios, por mencionar sólo algunas de sus funciones más importantes. Entre otras cosas, las proteínas también participan en el transporte de nutrientes, oxígeno y desechos a través del organismo, y se les necesita para la estructura, función y regulación de las células, tejidos y órganos.

Nuestros cuerpos, sin embargo, no pueden producir los veintidós aminoácidos que necesitamos para vivir una vida sana. Los científicos han descubierto que nos faltan ocho aminoácidos esenciales, lo que significa que debemos tomarlos de fuentes externas.

Esos ocho aminoácidos son indispensables, y resulta que la proteína animal, pollo, carne de res, cordero, productos lácteos y huevos, es la única fuente proteica completa de los llamados «Ocho grandes».

El cuerpo humano necesita los aminoácidos que se encuentra en las proteínas animales, y las mejores fuentes y más sanas de ellas son el ganado vacuno, ovino y caprino criado con alimentación orgánica, así como los búfalos y los venados.

La carne de los vacunos criados con pastos y forrajes tiene menos grasa y es más baja en calorías que la de los que se crían con granos y piensos. Esta carne tiene un mayor contenido de ácidos grasos omega-3, beneficiosos para el corazón, y de importantes vitaminas como la B12 y la E, y es para usted mucho mejor que los cortes de carne que se sacan en una cadena de producción de animales a los que se han inyectado hormonas, o que han comido piensos rociados con pesticidas o mezclados con antibióticos. Al priorizar las proteínas en su alimentación, promueve la pérdida de peso y niveles saludables de glucosa en la sangre.

Los peces de aletas y escamas capturados en océanos y ríos son buenas fuentes de proteínas sin grasa y proveen en abundancia aminoácidos esenciales. Actualmente los supermercados procuran ofertar en mayores cantidades estos tipos de alimentos y, por supuesto, se les encuentra en las tiendas de alimentos naturales, pescaderías y tiendas de especialidades.

Obsesión con la grasa

Cuando era estudiante universitario a mediados de los años noventa, recuerdo que, sentado a la hora del almuerzo en la cafetería de la Universidad Estatal de la Florida, veía a mis condiscípulas escarbando sus ensaladas, obsesionadas con la cantidad de gramos de grasa que contendría el aliño. Estaban entonces de moda las dietas bajas en grasas, y cualquier cosa que contuviera grasa se consideraba un «Enemigo Público Número Uno».

El razonamiento, especialmente entre las muchachas, era el siguiente: *Si como algo que contenga grasa, engordaré irremediablemente.*

Luego resultaría que consumir alimentos bajos en grasa, con grasa reducida o sin grasa no ayudó a nadie a bajar de peso, y hasta podría haber causado en cambio problemas metabólicos. El problema de las papas fritas con grasa reducida y el yogur desgrasado no consistía sólo en su pobre sabor, sino en que esos alimentos «convenientes» tenían casi la misma cantidad de calorías que sus versiones con la grasa indemne. Como la gente, al consumir comestibles bajos en grasas, creía estar haciendo una dieta saludable, comía despreocupadamente, lo cual hizo subir de peso a muchos.

Existe una razón compulsiva por la cual los alimentos bajos en grasas nunca fueron la panacea que prometían ser. Los alimentos químicamente alterados, lejos de mejorar las cosas para el cuerpo, las empeoran. Dios, en Su infinita sabiduría, creó las grasas como una fuente concentrada de energía, y materia prima de las membranas celulares, así como también de varias hormonas. Las grasas aportan sabor y aroma a los alimentos al hacerlos cremosos, brillantes, suaves y húmedos. Además, son responsables de la regeneración de tejidos sanos y de mantener un balance corporal ideal. Asimismo, transportan a través del organismo las vitaminas liposolubles A, D, E y K.

¿Qué tipo de grasas alimenticias deben consumir los diabéticos? El doctor Ron Rosedale, autor de *The Rosedale Diet* (Collins, 2004), cree que las nueces, semillas, y las mantequillas hechas a base de estas son buenas fuentes de grasas que ayudan a controlar la insulina (menor cantidad de esta favorece la sensibilidad a la insulina) y a que el cerebro reconozca cuando el organismo está saturado de esa hormona.

A menudo, al escucharme decir esto, la gente se sorprende, pero es la razón por la que afirmo que la mantequilla es mejor para el cuerpo humano que la margarina. La mantequilla producida

orgánicamente, contiene muchas grasas saludables, como los ácidos grasos saturados de cadena corta, que suministran energía al
cuerpo y ayudan en la regeneración del tracto digestivo. La margarina, mientras tanto, es un conglomerado artificial de sustancias
químicas y aceites vegetales líquidos hidrogenados.

Las grasas y aceites creados por Dios son, como podrá suponer,
los que usted debe incluir en su dieta. Las dos que encabezan mi
lista son los aceites de coco y oliva extra virgen, beneficiosos para
el organismo y que ayudan en el metabolismo. Le recomiendo
especialmente cocinar con aceite de coco extra virgen, un alimento casi milagroso y que muy pocos conocen.

UNA CUCHARADA DE AZÚCAR

De los tres principales macronutrientes, proteínas, grasas y carbohidratos, los últimos obran el mayor efecto sobre los niveles de
glucosa en la sangre. Ingerir demasiados carbohidratos, especialmente de fuentes refinadas, profetiza diabetes, debido a que el
organismo tiene una limitada capacidad para almacenar el exceso
de carbohidratos, que le obliga a convertir el excedente en grasa
corporal.

Por definición, los carbohidratos son los azúcares y féculas presentes en los alimentos de origen vegetal. Como las grasas, los azúcares y féculas no son dañinos para usted, pero el problema para
quienes están luchando contra la diabetes es que la dieta estándar,
al menos en los Estados Unidos, incluye demasiados alimentos
que contienen estos tipos de carbohidratos. Los diabéticos suelen
ser cuidadosos en cuanto a su ingesta de azúcar, pero usted debe
estar consciente de que la forma en que el azúcar eleva el nivel de
glucosa en la sangre no se diferencia de cómo lo hacen cantidades
similares de calorías procedentes de las féculas que se encuentran
en muchos comestibles. No obstante, quienes velan por su salud

le recomendarán correctamente que evite el azúcar innecesaria, si bien es más fácil decirlo que hacerlo. El azúcar y sus parientes edulcorantes, el jarabe de maíz alto en fructosa; la sacarosa; la melaza y el jarabe de arce, se cuentan entre los ingredientes principales de productos alimenticios tales como los cereales, el pan, pasteles, rosquillas, galletas dulces, salsa de tomate y helados.

Muchas personas se atiborran de azúcar de manera insensata cada vez que comen. En el desayuno, sus cereales están espolvoreados con azúcar; su merienda es una gaseosa o café azucarado con alguna panetela; el almuerzo lo endulzan con galletas de chocolate y otras golosinas; y a la hora de cenar paladean costillas en salsa agridulce que rematan con algún postre empalagoso.

¡Con tanto dulce usted puede acabar amargando su salud! Un estudio del Departamento de Agricultura de los Estados Unidos realizado en el 2000 reveló que en este país consumimos cada día un promedio de *treinta y dos cucharaditas* de azúcar.

Muchos ingieren tan alta cuota de azúcar bajo la forma de gaseosas como Coca-Cola, Pepsicola, 7-Up y Mountain Dew.

Los adolescentes varones consumen un promedio diario de tres latas de gaseosa de doce onzas, cada una de las cuales contiene cuarenta gramos de azúcar. Les siguen las muchachas, con dos latas por día.[2] Esto no les hace ningún bien a las que son prediabéticas o diabéticas no diagnosticadas. Un estudio de la Universidad de Harvard demostró que beber más de una gaseosa azucarada al día parece incrementar significativamente las probabilidades de que una mujer desarrolle diabetes. El mayor riesgo proviene del exceso de calorías y la gran cantidad de azúcares de rápida absorción contenidos en estos refrescos, lo cual dispara el nivel de glucosa en la sangre.[3]

Mi libro *La receta del Gran Médico para la diabetes* le recomienda comer proteínas y grasas saludables, así como cantidades dosificadas de carbohidratos (azúcar y fécula). Sus combinaciones de alimentos son también importantes. No le recomiendo comer sólo frutas. Debido a su alto contenido de azúcar, estas deben acompañarse con grasas y proteínas, que hacen más lenta la absorción de azúcar.

Carbohidratos feculentos

Fijemos ahora nuestra atención en la columna de los carbohidratos formada por las féculas. Cuando comemos carbohidratos, el tracto digestivo descompone las largas cadenas de féculas en azúcares simples, principalmente como glucosa, que es fuente de energía inmediata. Como hemos mencionado antes, si estas calorías no se queman a través del esfuerzo físico, el organismo las convierte en grasas, y esto nos lleva a un problema con el peso. Desde el punto de vista cultural, los estadounidenses somos hoy un poco más altos, pero mucho más pesados que hace una generación; actualmente pesamos como promedio 25 libras (11 kg) más que nuestros abuelos o nuestros padres en los años sesenta, y el mayor incremento lo exhibimos alrededor de la cintura los hombres de más de cuarenta años.

Tres planes dietéticos para bajar de peso basados en un bajo consumo de carbohidratos —Atkins, South Beach y Zone— han estado volando de los estantes de las librerías durante años. El libro *Atkins New Diet Revolution* [La nueva revolución dietética de Atkins] se mantuvo unos increíbles seis años en la lista de los libros más vendidos del New York Times. La premisa básica de las dietas bajas en carbohidratos es que reduciendo la ingestión de carbohidratos como el pan, las pastas y el arroz se reducirán los niveles de insulina, lo cual motiva al cuerpo a quemar como combustible la grasa corporal excesiva.

Mis mayores objeciones a las dietas bajas en carbohidratos consisten en que la mayoría de esos planes de salud abogan por un alto consumo de productos cárnicos que (como explicaré en breve) Dios considera inmundos; en que permiten sólo cantidades limitadas de frutas y vegetales ricos en nutrientes; y en que estimulan el consumo de edulcorantes y preservantes artificiales.

Los diabéticos tienen una fuerte tendencia a consumir edulcorantes artificiales como NutraSweet o Equal, cuyo ingrediente principal es el Aspartame; Sweet 'N Low, basado en la sacarina; y Splenda, que es esencialmente sacarosa clorada. Respecto a este último producto, el proceso químico que convierte el azúcar en sacralosa, altera tanto la composición química de la primera que la convierte en una molécula de fructo-galactosa. Esta variedad de azúcar no se da en la naturaleza, lo que quiere decir que el organismo humano no es capaz de metabolizarla adecuadamente.[4] Soy de la opinión de que cualquier edulcorante artificial debe ser tratado como una sustancia tóxica para el cuerpo humano. No son una respuesta apropiada para los diabéticos que desean endulzar su café.

Una vía más segura a la salud

Sí creo en un enfoque basado en ingerir menos carbohidratos a fin de tratar la diabetes y promover la pérdida de peso. Los carbohidratos que usted debe consumir tienen una acción glicémica limitada, son ricos en nutrientes, y contienen poca azúcar. Entre ellos se cuenta la mayoría de las frutas con alto contenido de fibra, especialmente las bayas, verduras, nueces, semillas y legumbres, así como una moderada cantidad de productos basados en cereales integrales. Estos siempre serán mejores que los carbohidratos refinados, a los que se ha privado de su vital fibra, sus vitaminas y sus componentes minerales.

Si por el contrario usted consume alimentos basados en carbohidratos no refinados, estará introduciendo en su organismo una saludable cantidad de fibra. La fibra es el residuo indigerible de las células vegetales que se encuentran en las verduras, las frutas, cereales integrales, nueces, semillas y frijoles. Los alimentos ricos en fibra tardan más en descomponerse y son parcialmente indigeribles, lo que significa que a medida que viajan por el tracto digestivo absorben agua e incrementan la eliminación de materias de desecho del intestino grueso.

Fuentes recomendables de fibra son las bayas, frutas de cáscara comestible (manzanas, peras y uvas), los cítricos, los cereales integrales (quínoa, mijo, amaranto, alforfón y arroz integral), las arvejas, zanahorias, pepinos, calabacines, tomates y las patatas con cáscara, hervidas o al horno. Las verduras de hojas verdes como la espinaca son también ricas en fibra. Comer alimentos ricos en fibra mejorará de inmediato los niveles de glucosa en la sangre al retardar la absorción de azúcares que pasarían al torrente sanguíneo.

Masticar bien sus alimentos ayuda al mismo propósito, no como esas personas que comen tan rápido que prácticamente «aspiran» lo que hay en el plato. Yo recomiendo masticar cada bocado de veinticinco a setenta y cinco veces antes de tragar. Podrá parecer un consejo ridículo, pero sé que un esfuerzo consciente por masticar despacio la comida asegura que una buena cantidad de jugos digestivos se mezclen con los alimentos desde que comienza el viaje a través del tracto digestivo, y eso es particularmente importante para los diabéticos.

La importancia de la hidratación

Mientras se toma su tiempo para masticar, asegúrese de beber suficiente agua durante las comidas, y también entre ellas. El agua desempeña muchas tareas vitales en el organismo: regula la temperatura del cuerpo; transporta nutrientes y oxígeno a las células; sirve de amortiguador a las articulaciones; protege órganos y tejidos; y ayuda a expulsar las toxinas.

El agua constituye el sustituto perfecto de los fluidos corporales. Sólo Dios podía crear una sustancia como esa, carente de calorías y azúcar y capaz de integrar el 92 por ciento de su plasma sanguíneo y el 50 por ciento del resto de su cuerpo.

El doctor F. Batmanghelidj, autor de *You're Not Sick, You're Thirsty!* [*¡Usted no está enfermo, está sediento!*], sostiene que la diabetes «parece ser la consecuencia última de una deficiencia de agua en el cerebro», debido a que este depende de la glucosa, azúcar en la sangre, como fuente de energía. Si no bebemos suficiente agua, sus riñones tampoco podrán funcionar apropiadamente. Cuando el organismo está debidamente hidratado, en cambio, los riñones funcionan normalmente y el hígado convierte la grasa almacenada en energía aprovechable. En otras palabras: cuando uno consume alimentos bajos en grasa, o menos calorías, y hace ejercicios regularmente, el hígado, como un policía de tráfico, dirige al organismo a explotar sus reservas adiposas. Usted puede acelerar significativamente la capacidad del hígado para convertir la grasa almacenada en energía aprovechable si bebe agua limpia y saludable en abundancia.

Es necesario recalcar la importancia de mantenerse bien hidratado. El doctor Batmanghelidj sospecha que muchos diabéticos confunden su hambre y su sed, y creen estar hambrientos cuando están realmente deshidratados. Debemos beber como mínimo ocho vasos de agua al día, lo cual proporciona a los órganos vitales del cuerpo los fluidos que necesitan, al tiempo que amortiguan la sensación de hambre en el fondo del estómago.

Si está sobrepasado de peso, beber un vaso de agua media hora antes del almuerzo o de la cena actuará como la computadora de un motor, aliviando sus retortijones de estómago y haciéndole desistir de saquear el refrigerador o la alacena. «Sentirá sensación de llenura y sólo comerá cuando lo necesite», dice el doctor

Batmanghelidj. «El volumen de su ingestión de alimentos se reducirá drásticamente. Y también cambiará su urgencia por comer algo. Si hemos bebido suficiente agua, desearemos más ingerir proteínas que carbohidratos. Pero si usted cree ser diferente y que su organismo no necesita de ocho a diez vasos de agua diarios, está cometiendo un grave error».[5] Cierto, necesitará ir al urinario con más frecuencia, pero ¿qué tiene eso de malo? Beber suficiente agua no sólo es sano para el cuerpo, sino que es un componente clave del plan de batalla de *La receta del Gran Médico para la diabetes*, así que tenga siempre una botella de agua a mano y beba de ella durante y entre las comidas.

Una pausa para un café

Y hablando de algo de beber, ¿será saludable la obsesión de este país con el café? Muchos especialistas de la salud discrepan en cuanto a si es beneficioso consumir bebidas que contienen cafeína como el café o el té, pero debo recordar que algunos de los pueblos más sanos del mundo han consumido estos estimulantes durante miles de años. Aunque no soy un gran fanático, debo decir que me parece bien una taza diaria de café cultivado orgánicamente, siempre que el grano esté recién molido y se haya saborizado con miel de abejas y crema (también orgánica).

Las infusiones y tés herbarios (que se hacen con plantas medicinales y especias) son otra cosa.

Las infusiones de plantas medicinales y especias han sido parte de casi todas las culturas en la historia de la humanidad. De hecho, consumir varias veces al día tés e infusiones a base de hierbas con propiedades medicinales es una de las mejores cosas que usted puede hacer por su salud. Por ejemplo los tés verdes y blancos proveen al cuerpo antioxidantes como los polifenoles, que ayudan a reducir el daño celular y la oxidación causada por el estrés.

Algunos estudios han identificado en el té compuestos anti-cancerosos, así como otros que ayudan a acelerar el metabolismo. Los tés e infusiones herbarias pueden proveer energía, fortalecer el sistema inmunológico, mejorar la digestión e incluso relajarle después de un día atareado.

En lo que concierne a la cafeína, creo que aprovechamos mejor los beneficios de los tés que la contienen. Si las hojas de té contienen naturalmente cafeína, es obvio que el Creador esperaba que bebiéramos té en su forma más natural. Claro que, si la cafeína tiende a mantenernos desvelados por las noches, debemos evitarla desde el final de la tarde. Después de la cena, pruebe a beber una infusión herbaria que no contenga cafeína, sino plantas y especias relajantes para que le ayuden a descompresionar.

Mi combinación favorita contiene mezclas del té verde, el negro o el blanco con las plantas medicinales y especias que se mencionan en la Biblia, como las hojas de la vid, granado, olivo e higuera. Aunque no me considero un aficionado a beber té, mi esposa, Nicki, y yo disfrutamos de estas combinaciones bíblicas para acompañar la cena.

En el plan de batalla de *La receta del Gran Médico para la diabetes* (ver pág. 75) encontrará que recomiendo una taza de té u otra infusión caliente con miel de abejas en el desayuno, la cena y las meriendas. También aconsejo consumir té helado recién hecho, ya que el té se puede beber caliente, fresco o frío. Observe que si bien las infusiones herbarias ofrecen muchos beneficios para su salud, no hay nada que pueda reemplazar al agua pura en cuanto a hidratación. Aunque usted puede beber sin perjuicio para su seguridad o su salud entre dos y cuatro tazas diarias de té o infusiones de plantas medicinales, eso no le exime de beber cuando menos seis tazas de agua pura, por todas las razones plausibles que he descrito en este capítulo.

Cuando uno se siente tentado a burlar la dieta

Digamos que le invitan a una fiesta para ver el partido final de la Copa del Mundo. Sobre las mesas hay montañas de tentadores *hors d'oeuvres* y dulces. Usted se olvida de la dieta. Ataca la mesa una y otra vez. No para de comer. Está burlando su régimen. Sus niveles de glucosa giran aceleradamente como una máquina tragamonedas.

¿Cómo podrá minimizar el daño? Según Richard y Rachael Heller, autores de *The Carbohydrate Addict's Diet* [La dieta del adicto a los carbohidratos] (Signet, 1993), si usted traiciona su dieta, puede recuperarse en una hora. Los Heller afirman que cuando el organismo ha estado privado de alimentos ricos en carbohidratos que liberan insulina, se reajusta a sí mismo. En otras palabras, si usted está comiendo durante un período de sesenta minutos, su cuerpo producirá sólo la insulina correspondiente. Si continúa comiendo, digamos durante el segundo tiempo del partido, se producirá una segunda fase de insulina, lo cual si usted es diabético puede dañar su salud.

Los Heller aconsejan que cuando uno sabe que se va a encontrar en una situación que puede poner en crisis su deseo de comer bien y controlar su diabetes, debe asegurarse de hacer un desayuno sano y bajo en carbohidratos, y proseguir con un almuerzo abundante en proteínas, grasas frutas y verduras sanas. Una vez que hemos llegado a la fiesta, ponemos la alarma del reloj para una hora más tarde y empezamos a comer a gusto. Durante esos sesenta minutos le recomiendo evitar los renglones más dañinos de la «Docena mortal» (ver pág. 23). Hecha esa salvedad, puede «soltar los perros», pero sólo durante su período de gracia.

Además de la urgencia que sienten de burlar la dieta, los diabéticos apetecen a menudo ansiosamente ciertos alimentos. Una manera eficiente de amortiguar estas ansias es comer algo que ayude al organismo a producir serotonina, un neurotransmisor que produce una sensación de bienestar. Entre los comestibles que se conoce ayudan a producir dicha hormona, se encuentran el requesón, la leche, el queso, pollo, pavo, pato y semillas de ajonjolí.

Nutrición en barras

En un esfuerzo por hacer comidas saludables y bajar de peso, muchos estadounidenses han recurrido a las barras energéticas como sustituto conveniente de las comidas. Aunque pueda parecer una buena idea, en realidad muchos barras energéticas no son más sanas que un puñado de caramelos. De hecho, muchas contienen ingredientes dañinos como los edulcorantes artificiales, preservantes químicos y nutrientes sintéticos.

Si le resulta difícil hallar cada mañana el tiempo para un desayuno sano preparado en casa, o si se sorprende frecuentando durante sus recesos laborales las máquinas que venden meriendas rápidas, puede comer una barra saludable a base de alimentos enteros, una merienda sana o un piscolabis vespertino. En mi búsqueda de alternativas sanas para ofrecer a los demás he desarrollado una de las mejores barras energéticas orgánicas con base en alimentos enteros que se pueden encontrar en el mercado. La misma contiene las cantidades recomendadas de proteínas, ácidos grasos omega-3, fibra y probióticos, junto con los compuestos conocidos como betaglucanos presentes en la fibra soluble de la avena. Si le resulta difícil evitar las golosinas de la máquina en la sala de estar para empleados, puede sustituirlas con estas barras. (Para más información visite www.BiblicalHealthInstitute.com y haga clic sobre la guía de recursos GPRx Resource Guide.)

Alimentos que sanan

Hasta ahora hemos discutido en este capítulo muchos alimentos saludables, pero los siguientes no deben faltar en su dieta. Además, tenga esto presente cada vez que se siente a comer: es aconsejable consumir las proteínas, grasas y verduras antes que las frutas, edulcorantes o carbohidratos ricos en féculas como las patatas, el arroz, los granos y el pan. Sé que es difícil resistirse a un pan recién horneado en un restaurante elegante, pero le sentará mejor comerlo hacia el final de la cena.

1. Peces capturados en su medio natural

Los peces que han sido pescados en su medio natural son una mejor fuente de ácidos grasos omega-3, proteína, potasio, vitaminas y minerales que los cultivados en granjas piscícolas. Estos son mantenidos en estanques de cemento y alimentados con una dieta de piensos.

En su pescadería local o en las tiendas de productos para la salud encontrará salmón fresco y otras especies capturadas en su medio. Existen muchos otros tipos de pescado provechosos, como las sardinas, el arenque, macarela, atún, pargo y bacalao.

2. Productos lácteos a base de leche de cabra, vaca u oveja

Los productos lácteos derivados de la leche de cabra o de oveja pueden ser más sanos para algunos individuos que los de leche de vaca, aunque también pueden ser excelentes si se trata de vacas que consumen alimentos orgánicos o simplemente pasto. La leche de cabra es menos alergénica, porque no contiene las mismas proteínas complejas que se hallan en la leche de vaca.

No recomiendo beber leche desgrasada o con sólo 2 por ciento de grasa, pues al extraer la grasa queda una leche menos nutritiva y digerible, que puede causar alergias. Cierto, la leche entera contiene más calorías, pero esta no es un área idónea para estar haciendo cortes. Conozco investigaciones que sugieren que la combinación de nutrientes presente en la leche, tales como el calcio y las proteínas puede mejorar la capacidad del organismo para quemar grasas, particularmente alrededor de la cintura.

3. Una amplia selección de frutas y vegetales

Desde hace mucho tiempo los nutricionistas saben que las frutas y vegetales tienen un bajo contenido de calorías y alto de fibras. Como ya he mencionado, comer una buena cantidad de frutas y vegetales, se recomiendan cinco porciones al día, beneficia a aquellos que desean bajar de peso.

Ya he descrito cómo las frutas y verduras satisfacen su hambre con menos calorías. Usted podrá ahorrarse cientos de calorías diarias sustituyendo los dulces por frutas de estación igualmente dulces. Muchas frutas y vegetales contienen bastante agua, lo cual agregará a su estómago volumen, y no calorías. Como estos alimentos altos en fibra tardan más en ser digeridos, se sentirá lleno por más tiempo. Es como verse sometido a una cirugía de desvío gástrico sin los desagradables efectos que esta conlleva.

4. Semillas y granos húmedos y germinados

Como las frutas y los vegetales, los granos germinados, las semillas, nueces y cereales integrales tienen alto contenido de fibra. Un *cereal integral* es el que conserva en el grano tanto el salvado como el germen durante su procesamiento. Los cereales húmedos retienen las enzimas de la planta mientras no se hayan cocinado. Este proceso favorece considerablemente la digestión.

5. Vegetales encurtidos y fermentados

Los vegetales fermentados como la col agria, y las zanahorias, remolachas o pepinos encurtidos no suelen ser muy comunes en la mesa, y también son frecuentemente pasados por alto como parte de un régimen dietético, pese a que se cuentan entre los alimentos más saludables del mundo. Los vegetales crudos encurtidos o fermentados suministran al cuerpo microorganismos útiles como los probióticos, así como también muchas vitaminas, incluyendo a la C. Si nunca los ha probado, le insto a hacerlo con la col agria o las remolachas encurtidas, que podrá encontrar fácilmente en las tiendas de productos de salud.

6. Grasas sanas

Los alimentos ricos en grasas saludables, entre los que se incluyen las aceitunas, las nueces, semillas y sus mantequillas, el aguacate, los aceites de oliva, linaza, coco, y la mantequilla hecha con la leche de animales sanos, pueden ser magníficos aliados en sus esfuerzos por bajar de peso. El aceite de coco extra virgen ha recibido una amplia cobertura de prensa en los últimos años, gracias a su capacidad para ayudar a equilibrar la glándula tiroides, como catalizador del metabolismo, y como factor en la producción de energía. Algunos expertos recomiendan a las personas con problemas de tiroides y sobrepeso consumir de dos a cuatro cucharadas de aceite de coco diarias. Asegúrese de ingerir grasas sanas con cada comida para que pueda sentirse saciado y retardar la absorción de azúcar al torrente sanguíneo, lo cual le ayudará a mantener equilibrados sus niveles de glucosa e insulina.

Una glándula tiroides equilibrada desempeña un papel vital en su metabolismo.

Mary Shomon, autora de *The Thyroid Diet* [La dieta para los problemas de la tiroides] (Collins, 2004), afirma que ciertos alimentos con alto contenido de tiroxina ayudan al cuerpo humano a producir la hormona tiroidea T3, la cual nos ayuda a utilizar más oxígeno y quemar más calorías. Los alimentos ricos en tiroxina son el requesón, el queso, las claras de huevo, las semillas de cártamo, y carnes como las de pavo, antílope, codorniz y bisonte.

7. Plantas medicinales y especias

El uso de plantas con propiedades salutíferas (en lugar de salsas muy condimentadas) en las carnes, y de especias (en lugar de aliños, cremas o aceite) en las ensaladas es una excelente estrategia para bajar de peso. No quiero decir que cubra su comida con sal de mesa, la cual contiene demasiado sodio, sino que aproveche sabores fuertes como los del ajo, chile, pimienta roja, curry, romero y salvia para hacer más sabrosos sus alimentos. Una especia culinaria particularmente beneficiosa para los diabéticos es la canela, debido a su capacidad para reestablecer la sensibilidad a la insulina, significativamente reducida en quienes padecen esta enfermedad.

En la canela está presente una sustancia química llamada polímero de metilhidroxichalcona (MHCP), que incrementa unas veinte veces el metabolismo de las células adiposas, según una encuesta del Centro de Investigaciones de la Nutrición Humana, adscrita al Departamento de Agricultura de los EE.UU. Los científicos del centro con sede en Beltsville, Maryland, dieron a unos sesenta diabéticos del tipo 2 cantidades variables de canela diariamente durante cuarenta días, mientras que a los integrantes de un grupo de control se les entregaban placebos. Aquellos que recibieron media cucharadita de canela diaria experimentaron un descenso de hasta 30 por ciento en la glucosa y los niveles de grasas y colesterol en la sangre.[6] Los investigadores creen que la canela puede demorar la aparición de la diabetes del tipo 2 en los grupos de riesgo.

Considerando que la canela está demostrando ser una especia ideal para equilibrar el azúcar en la sangre, le recomiendo espolvorear con ella sus tostadas, bebidas, o mezclarla a diario con requesón, miel de abejas o uvas pasas. Si usted es diabético, debería incorporar entre media y una cucharadita a su dieta diaria.

LA DOCENA MORTAL

Existen ciertos alimentos que, haya usted sido diagnosticado con diabetes o no, nunca debería llevarse a la boca. Yo llamo a los siguientes la «Docena mortal»:

1. *Productos del cerdo.* En todos mis libros he señalado una y otra vez que la carne de cerdo, en Estados Unidos llamada: «la otra

carne blanca», debe ser evitada, pues los cerdos fueron considerados «inmundos» en los libros bíblicos de Levítico y Éxodo. Dios describió a ciertos animales, aves y peces como «inmundos», bien porque comían carroña u otras inmundicias.

2. *Mariscos de concha dura o peces sin aletas ni escamas, como el siluro, el tiburón y la anguila.* En el Antiguo Testamento, Dios llamó también inmundos a los crustáceos de concha dura o exoesqueleto quitinoso como las langostas, cangrejos y almejas. En sus carnes se encuentran conocidas toxinas que pueden perjudicar su salud.

3. *Aceites hidrogenados.* La margarina y la manteca deben ser tabú.

4. *Edulcorantes artificiales.* Los diabéticos que no pueden tomar Coca-Cola o Pepsicola regular acuden muchas veces a versiones dietéticas endulzadas con aspartame, sacarina y sacralosa, por sólo nombrar algunos edulcorantes artificiales. Y sin embargo, estos se fabrican a partir de sustancias químicas cuya seguridad para la salud se ha estado discutiendo durante décadas.

5. *Harina de trigo blanca.* Algo que hemos aprendido con los años es que la harina de trigo blanca enriquecida no es un buen amigo del diabético.

6. *Azúcar blanca.* Si anda buscando al principal culpable de la epidemia de diabetes, no tiene que ir más lejos.

7. *Refrescos.* Huya, no se esconda, de esta azúcar líquida. Una Coca-Cola o Pepsicola de 12 onzas equivale a casi nueve cucharaditas de azúcar.

8. *Leche desgrasada, pasteurizada y homogeneizada.* Como ya he dicho, la leche entera orgánica es mejor, y la leche de cabra, la mejor de todas.

9. *Jarabe de maíz.* Este no es más que otra versión del azúcar e incluso engorda más pronto.

10. *Proteína de soya hidrolizada.* Si se está preguntando qué es esto, la *proteína de soya hidrolizada* es la base de los productos que imitan la carne. Quédese con el producto real.

11. *Sabores y colores artificiales.* Ni en la mejor de las circunstancias son buenos para usted, y mucho menos si está tratando de bajar de peso.

12. *Exceso de alcohol.* Aunque algunos estudios señalan los beneficios para el corazón de beber pequeñas cantidades de vino tinto (parte de la «paradoja francesa»), sigue siendo un hecho que el alcohol contiene enormes cantidades de calorías. El consumo excesivo de alcohol ha sido además una causa importante de rupturas familiares a través de los años.

¿Cuáles alimentos son extraordinarios, promedio o problemáticos?

He preparado una lista abarcadora de alimentos que enumero en orden descendente según sus cualidades para la salud. Los que encabezan la lista son más sanos que los que se encuentran al final. A la hora de comer usted debe practicar el control de porciones. Ponga en su plato menos comida de la que generalmente ingiere y verá lo que sucede. Un estudio de la Universidad Estatal de Pennsylvania encontró que reducir en un 25 por ciento la porción puede ayudarnos a consumir hasta ochocientas calorías menos al día sin reducir el nivel de satisfacción.[7]

Los mejores alimentos que usted puede comer los considero extraordinarios. Dios los creó para que los comiéramos en una forma sana para el cuerpo humano. Si usted está luchando por nivelar la glucosa en su sangre y bajar de peso, es recomendable que consuma más del 75 por ciento de las veces alimentos de la categoría extraordinaria.

Los que he situado en la categoría media deben constituir menos del 50 por ciento de su dieta cotidiana. Si tiene problemas de sobrepeso, será mejor que limite los alimentos medios a menos del 25 por ciento.

Los comestibles de la categoría problemática no promueven pérdida de peso y deben ser consumidos con extrema cautela. Si usted está intentando bajar de peso, debe evitarlos en absoluto.

Para encontrar una lista completa de alimentos extraordinarios, medios y problemáticos visite
www.BiblicalHealthInstitute.com/EAT.

℞ LA RECETA DEL GRAN MÉDICO PARA LA DIABETES: COMA PARA VIVIR

- *Coma sólo los alimentos que Dios creó.*

- *Coma sus alimentos en una forma saludable para el cuerpo.*

- *A la hora de las comidas, consuma proteínas, grasas y vegetales en lugar de carbohidratos dulces o feculentos.*

- *Practique el control de porciones sirviendo en su plato un 20 por ciento menos.*

- *Beba cada día de seis a ocho, o más vasos de agua pura, y cuando sienta hambre beba ocho onzas de agua.*

- Cuando su plato vaya por la mitad, aspire hondo y pregúntese si todavía tiene hambre.

- Consuma alimentos como la avena integral o barras energéticas de alimentos enteros, que contengan beta-glucanos.

- Espolvoree a diario entre un cuarto de cucharadita y una cucharadita de canela en sus alimentos.

Actúe

Si quiere aprender a incorporar a su régimen diario los principios del comer para vivir, por favor pase a la página 73 para consultar el *plan de batalla de La receta del Gran Médico para la diabetes.*

LLAVE #2

*Complemente su dieta con alimentos integrales,
nutrientes vivos y superalimentos*

No veo otra manera de que las personas que padecen diabetes del tipo 2 puedan optimizar su salud sin recurrir al uso de suplementos nutritivos. Le explico mi razonamiento: Debido a que el organismo descompone los alimentos para obtener energía y nutrientes, la mayoría de los diabéticos del tipo 2 echan a perder el proceso con sus malos hábitos alimentarios, falta de ejercicios y consumo de demasiados comestibles azucarados. Aunque mi primera llave «Coma para vivir», es un fuerte puñetazo a la diabetes; complementar su dieta con alimentos enteros nutritivos, nutrientes vivos y superalimentos puede poner fuera de combate a la enfermedad.

Estoy hablando por experiencia, porque comencé a complementar mi dieta con alimentos enteros, probióticos y enzimas justo cuando más enfermo me encontraba. Una vez que empecé a tomar los suplementos adecuados (anteriormente había probado cientos de ellos inadecuados), noté una inmediata mejoría de mis problemas de salud, incluyendo la coloración de mis piernas, que se tornaron amoratadas debido a mi mala circulación sanguínea y los nutrientes que había en mi sangre. Desde entonces he tenido una racha tan consistente como las de mi beisbolista favorito, Cal Ripken, al bate. Durante más de una década he estado tomando *cada día* suplementos nutritivos. Eso supone 3650 días consecutivos, para quienes son aficionados a llevar las estadísticas del partido.

Permítame contarle cómo transcurre un día promedio en mi vida. Cada vez que me siento a comer, voy y busco discretamente un cofrecito de plata y saco de él unas cuantas multivitaminas vivas basadas en alimentos enteros y un par de cápsulas de enzimas y probióticos «vivos». Me ayudo a tragar con un vaso de agua. Más adelante en el día tomo un suplemento que combine alimentos verdes y fibra. Lo acompaño con una cucharada rebosante de uno de mis suplementos favoritos, el aceite de hígado de bacalao, una gran fuente de ácidos grasos omega-3.

Puede que a usted le inspire repugnancia, pero si tomo esta amplia variedad de suplementos nutritivos no es porque no haga una dieta saludable. Mi esposa, Nicki, es una excelente cocinera con un gran repertorio de recetas fantásticas que tienen por base carnes y vegetales orgánicos, aceites sanos y frutas frescas.

Pero como soy un viajero frecuente, a veces me encuentro en lugares donde la comida que sirven no es de la mejor calidad. Creo que hablo con justicia al decir que la típica dieta estadounidense, con su glamorosa variedad de alimentos producidos en masa y repletos de calorías huecas, carbohidratos refinados y nutrición pasmosamente inadecuada, se desvía de lo que Dios concibió.

Tomar suplementos nutritivos a base de alimentos enteros me protege y me ofrece una fuente concentrada de nutrientes que los alimentos de origen vegetal no siempre proveen, principalmente debido al agotamiento de los suelos.

En los tiempos bíblicos, los productos de la agricultura contenían más vitaminas, minerales, enzimas y microorganismos beneficiosos que los que se vende hoy en los supermercados. Durante el último medio siglo hemos estado esterilizando nuestros suelos con pesticidas y herbicidas, empleando fertilizantes sintéticos, e ignorando el mandamiento de Dios de dejar cada siete años las tierras en barbecho, lo cual significa que nuestros alimentos, aun si son cultivados orgánicamente, no contienen el mismo poder nutritivo que recibían de ellos nuestros primeros padres. No obstante, quiero dejar claro que no soy de los que piensan que la diabetes del tipo 2 puede revertirse con un frasco de píldoras. Después de años de estudios sobre medicina naturopática y nutrición, comprendo mejor que la mayoría de las personas que los suplementos dietéticos son solamente lo que pretenden ser: suplementos, y no sustitutos para una dieta inadecuada y un estilo de vida malsano.

PARA COMENZAR BIEN SU DÍA

Cuando recomiendo a los diabéticos complementar sus dietas, comienzo por las multivitaminas, y les tengo buenas noticias acerca de ellas. En un doble estudio a ciegas, diabéticos de la mediana y la tercera edades que tomaron un preparado de vitaminas y minerales múltiples durante un año consiguieron prevenir las infecciones respiratorias y gastrointestinales en más de un 80 por ciento, en comparación con los diabéticos de un grupo de control a quienes se administró un placebo.[1] El doctor Thomas Barringer, director de investigaciones del Centro Médico de las Carolinas en Charlotte, Carolina del Norte, ha dicho que la diabetes puede crear en las personas una propensión a las infecciones debido a que cuando el nivel de azúcar en la sangre se descontrola, compromete al sistema inmunológico y ocasiona deficiencias de ciertos minerales que se pierden con la excesiva descarga urinaria.

Las multivitaminas desempeñan un papel en la prevención de la diabetes debido a que ciertos ingredientes —cromo, vanadio y magnesio—, promueven niveles más saludables de glucosa en la sangre. El cromo y el vanadio imitan a la insulina y ayudan al organismo a producir una mayor cantidad de esta hormona. En cuanto al magnesio, los científicos creen que dicho mineral provee al páncreas los nutrientes que necesita para producir insulina. El estudio de la relación de estos minerales con la diabetes aún no ha sido plenamente comprendido, pero los científicos confían en que este trío de nutrientes puede mejorar el control de la diabetes.

Mientras los investigadores continúan su labor, creo que las personas diabéticas pueden derivar enormes beneficios de tomar a diario un concentrado multivitamínico de alta calidad basado en alimentos enteros que les proveerá nutrientes bioaprovechables en dosis equilibradas. Los suplementos multivitamínicos son especialmente importantes para los diabéticos con sobrepeso, ya que muchos individuos obesos tienen una nutrición deficiente, y el estrés de luchar contra la diabetes a diario puede drenar al organismo de ciertos nutrientes.

La Asociación Estadounidense contra la Diabetes se refiere en su página web a un estudio realizado en la Universidad de Ciencias Médicas Shaheed Beheshti, con sede en Teherán, Irán. Los investigadores dividieron en cuatro grupos a los diabéticos del tipo 2 participantes en el estudio:

1. A un grupo se le administró sulfato de zinc y óxido de magnesio.

2. Otro grupo recibió vitaminas C y E.

3. Un tercer grupo recibió las cuatro vitaminas y minerales: sulfato de zinc, óxido de magnesio, vitamina C y vitamina E.

4. El cuarto grupo recibió un placebo diario.

Al cabo de tres meses resultó que el grupo que había tomado *las cuatro* vitaminas y minerales (sulfato de zinc, óxido de magnesio, vitamina C y vitamina E) experimentó la mayor reducción en la tensión arterial, lo cual alivió varios de sus síntomas diabéticos.

Un buen concentrado multivitamínico de alimentos enteros contiene muchos más ingredientes que los antes mencionados. Este tipo de multivitaminas contiene diferentes compuestos tales como ácidos orgánicos, antioxidantes y nutrientes clave, todos esenciales para una buena salud. Es más costoso producirlos, ya que los ingredientes como frutas, vegetales, plantas marinas, semillas, especias, vitaminas, minerales y otros, se hacen pasar por un proceso de fermentación similar al proceso digestivo del organismo, pero el resultado amerita pagar el precio.

Las *mejores* multivitaminas se producen a partir de materias primas, añadiendo vitaminas y minerales a un cultivo probiótico vivo. Si se está rascando la cabeza intrigado, permítame explicarle.

Las multivitaminas pueden producirse de diferentes maneras. Algunas se derivan de fuentes vegetales, minerales o animales tales como el aceite de hígado de bacalao, el aceite de germen de trigo, o la levadura. Otras se obtienen mediante un proceso que extrae las vitaminas del aceite de hígado de pescado, el frijol de soya y otras fuentes naturales.

Sin embargo, la forma más común en que encontramos estos concentrados vitamínicos es la que se produce sintéticamente en un laboratorio químico, que es también la de más bajo costo de producción. Cuando usted lee entre los ingredientes sacarosa, maicena, mononitrato de tiamina, hicroclururo de piridoxina, ácido ascórbico o metasilicato de sodio, su multivitamina ha sido producida a partir de materiales sintéticos. Las multivitaminas sintéticas nunca tendrán un efecto tan potente o beneficioso como el de aquellas que se producen a partir de fuentes naturales; los estudios demuestran que las vitaminas manufacturadas sintéticamente son entre 50 y 70 por ciento menos activas biológicamente que aquellas que han sido creadas utilizando fuentes naturales. Otra pista útil son las letras *dl* junto al nombre de un ingrediente. Por ejemplo, el ingrediente dl-alfa tocoferil, le indica que está tomando una versión sintética de la vitamina E.

Si usted está tomando actualmente algún medicamento para la diabetes, las investigaciones sugieren que podría presentar una deficiencia de ácido fólico y vitamina B12, los que deben estar presentes en sus suplementos nutritivos basados en alimentos enteros. Además de proveerle una dosis balanceada de estos nutrientes, una multivitamina de buena calidad basada en alimentos enteros contiene ciertos minerales como cromo, magnesio y vanadio, que ayudan a equilibrar los niveles de azúcar en la sangre, y ello a su vez mejora el metabolismo.

Las multivitaminas elaboradas a partir de alimentos enteros también le protegen, considerando que nuestra alimentación ya no es tan nutritiva debido al agotamiento de los suelos. Estos suplementos vienen empaquetados en diferentes variedades: las más comunes son tabletas y cápsulas; los polvos y líquidos tienen menos demanda. Personalmente prefiero las cápsulas, que constituyen un buen sistema de distribución y aseguran que los nutrientes lleguen donde se necesitan.

Virtudes del aceite de hígado de bacalao

Los diabéticos del tipo 2 no sólo tienen altos niveles de grasas en la sangre, sino que también andan por la vida con bajos niveles de HDL o colesterol «bueno». Médicos daneses descubrieron que sorber a diario unas cucharadas de aceite de hígado de pescado ayuda a los diabéticos del tipo 2 a reducir los altos niveles de grasas, conocidos como triglicéridos, en los glóbulos de la sangre. No obstante, debo señalar que los resultados de dieciocho experimentos realizados en un período de diez años demostraron que si bien el aceite de pescado reduce los triglicéridos, este suplemento no parece tener efectos significativos sobre el control glicémico (del azúcar en la sangre).[2]

El mejor tipo de aceite de pescado que usted puede añadir a su régimen nutricional diario es el aceite de hígado de bacalao rico en ácidos grasos omega-3, que se extrae del bacalao pescado en las frías aguas del Atlántico Norte. Este aceite es una de las mejores fuentes que conocemos de ácidos grasos omega-3, un extraordinario recurso nutricional que se ha reconocido desempeña un papel fundamental en el desarrollo del cerebro, los conos y bastoncillos de la retina ocular, la lubricación de las articulaciones, y la respuesta inflamatoria del cuerpo. Los ácidos grasos omega-3 son beneficiosos para quienes sufren de diabetes y obesidad. Además de reducir los niveles de colesterol y triglicéridos, reducen la presión arterial y parecen tener un efecto antidepresivo y estabilizador del estado de ánimo.

Los aceites dorados que se extraen del hígado fileteado del bacalao islandés no son agradables al paladar, pero después de una década tomando aceite de hígado de bacalao creo que podría beber un frasco entero. Si cree que su estómago no resiste la idea de beber aceite de hígado de bacalao, también puede ingerir este importante nutriente en cápsulas líquidas fáciles de tragar (para ver los productos recomendados, visite www.BiblicalHealthInstitute.com y haga clic sobre la guía de recursos GPRx Resource Guide).

ALIMENTOS VERDES

Me aventuraría a asegurar que si usted es diabético, no es aficionado a los vegetales y especialmente a los de hojas verdes. Si le cuesta motivarse a comerlos, conozco una forma en que su organismo podrá recibir más alimentos verdes, los que contienen nutrientes ausentes de la típica dieta baja en carbohidratos. Le recomiendo el consumo de superalimentos verdes en forma de polvos y cápsulas. No tiene más que mezclar el polvo con agua o con su jugo favorito, o que tragar un puñado de cápsulas.

Un buen suplemento de alimentos verdes es una mezcla orgánica certificada de verduras secas, vegetales fermentados, plantas marinas, microalgas como la spirulina y la chlorella, y semillas y cereales germinados. Cuando usted bebe o ingiere alimentos verdes, su organismo está asimilando uno de los alimentos con mayor densidad de nutrientes que existe sobre la tierra, pero que contiene menos de la vigésima parte de las calorías de una combinación de McDonalds.

Esto es lo que yo llamo una verdadera doble ventaja: un suplemento de alimentos verdes no sólo tiene contenido elevado de nutrientes y bajo de calorías, sino que le proporciona los beneficios dietéticos de los alimentos enteros vivos, incluyendo una mejor digestión y excreción.

Mezcla de fibras de alimentos enteros

Como mencioné en la Llave #1, la fibra puede ser el mejor amigo de un diabético.

Consumir una buena cantidad de la fibra adecuada le asegurará una sensación de saciedad, debido a que la fibra retarda la absorción de azúcares por el organismo y ofrece una sensación de llenura. Un beneficio adicional es que la fibra mejora la regularidad excretiva, ayudando a eliminar de forma eficiente las toxinas.

Como la mayoría de nosotros sólo ingerimos la quinta parte de la cantidad óptima de fibra en nuestra dieta diaria, recomiendo tomar suplementos de fibra basados en alimentos enteros. Busque uno que suministre a su organismo una fuente vegetal altamente aprovechable de fibra dietética.

Al buscar un producto adecuado para usted que contenga fibra, escoja alguna marca que emplee en su fabricación semillas, legumbres y cereales orgánicos, fermentados o germinados; ello facilitará su digestión. Una de las formas más aconsejables de consumir fibra basada en alimentos enteros es tomar al levantarse y antes de irse a la cama una mezcla de superalimentos verdes y fibras junto con su jugo favorito o agua.

Al hacerlo, usted está brindando a su cuerpo más nutrición de la que la mayoría de las personas le ofrece en una semana, al tiempo que promueve el equilibrio de su azúcar en la sangre. (Para ver una lista de productos recomendados que contienen fibra con base en alimentos enteros, visite www.BiblicalHealthInstitute.com y haga clic sobre la guía de recursos GPRx Resource Guide.)

Probióticos

Por definición, los probióticos son microbios vivos directamente alimentados o DFM, que promueven el cultivo de bacterias beneficiosas o «amistosas» en el tracto intestinal. Muchos diabéticos tienen problemas digestivos debido a que ejercen una continua presión sobre su sistema digestivo para asimilar todo lo que ingieren, o porque comen alimentos inconvenientes, tales como carnes nocivas bañadas en salsas, golosinas procesadas o postres demasiado azucarados.

Cuando estudiaba en la Universidad Estatal de la Florida, me sentía peor que un bulldog de Georgia, debido a una serie de afecciones intestinales, incluida la diarrea. Después de introducir en mi sistema los probióticos basados en alimentos enteros mi salud mejoró inmensamente. Lo que sucede es que los probióticos ponen en fuga a las bacterias, levaduras y virus causantes de enfermedades. Si usted siente un constante dolor intestinal, debe complementar su dieta con probióticos. Los más efectivos entre estos contienen microorganismos de los suelos (SBOs), múltiples cepas de lactobacilos y bifidobacterias, y la beneficiosa levadura *saccharomyces boulardii*. (Para ver una lista de marcas recomendadas, visite www.BiblicalHealthInstitute.com y haga clic sobre la guía de recursos GPRx Resource Guide.)

Enzimas

Cuando usted consume alimentos crudos como ensalada y frutas, ingiere con ellos las enzimas que contienen. En cambio, cuando

ha comido alimentos cocidos o procesados como los que se prepa-
ran en la cocina de un restaurante, el páncreas debe producir las
enzimas necesarias para digerirlos. La constante demanda de enzimas somete a un gran esfuerzo a este órgano, que debe segregar
más enzimas para enfrentar la demanda.

Sin los niveles adecuados de enzimas presentes en los alimentos, ya sean crudos o fermentados, o en suplementos nutricionales, usted puede ser presa de excesivos gases e inflamación
estomacal, diarrea, estreñimiento, acidez y falta de energía. ¿Le
suenan familiares estos síntomas?

Las enzimas digestivas son proteínas complejas que toman parte en el proceso digestivo. Ellas son las jornaleras del organismo,
responsables de sintetizar, distribuir y eliminar la increíble cantidad de ingredientes y sustancias químicas que asimila su cuerpo
durante sus horas de vigilia. Cuando este produce enzimas, la función de ellas es precipitar los cambios químicos en los alimentos
que pasan a través de su tracto digestivo. El páncreas, que desempeña un papel principal en la producción de estas enzimas digestivas, debe corresponder con un alto ritmo de producción de
enzimas pancreáticas. Las personas que tienen problemas pancreáticos como la fibrosis quística requieren generalmente alguna forma de enzima digestiva, pero las dietas a base de comida chatarra,
masticación incompleta y comidas urgentes contribuyen a la incapacidad del cuerpo para producir cantidades adecuadas de enzimas
y a la consiguiente deficiencia en la absorción de los alimentos.

Estos problemas empeoran con la edad.

Si usted necesita minimizar el consumo de alimentos con alto
contenido de enzimas como las bananas, aguacates, semillas y
uvas, que también son altos en azúcar, debe tomar enzimas de origen

vegetal para ayudar en la digestión. (Para ver una lista de productos recomendados, visite www.BiblicalHealthInstitute.com y haga clic sobre la guía de recursos GPRx Resource Guide.)

Proteínas en polvo

El mantener adecuados niveles de proteínas es importante para el control del azúcar en la sangre, razón por la cual algunos diabéticos beben durante el día batidos de polvo de proteínas. Pero cuidado: los polvos de proteínas que se venden en almacenes al por mayor, farmacias, supermercados y hasta en las tiendas de productos naturales se derivan generalmente de proteínas de soya, leche o suero láctico. Son altamente procesados y se derivan de reses que se alimentan con piensos mezclados con antibióticos, y a las que se les inyectan hormonas.

Si uno es capaz de descifrar la lista de ingredientes, detectará los edulcorantes y sabores artificiales, así como otros aditivos. Pero usted dispone de opciones más sanas: puede tomar una proteína fabricada con el suero de las vacas alimentadas con pasto, o con soya fermentada, o un polvo proteínico hecho con leche de cabra.

Consideraciones finales

No tengo duda alguna de que una cantidad adecuada de suplementos nutricionales de alta calidad basados en alimentos enteros podrán hacer una gran diferencia en su lucha contra la diabetes. Sin embargo, tenga en cuenta que la palabra *suplemento* significa «además de», así que deseo instarle a basar su plan de salud en una nutrición sana, alimentos orgánicos y el uso de suplementos como las multivitaminas basadas en alimentos enteros, el aceite de hígado de bacalao rico en omega-3, superalimentos verdes, fibra basada en alimentos enteros, enzimas, probióticos y polvo de proteínas de alta calidad, a fin de que le ayuden en sus esfuerzos por vivir una vida larga y saludable.

℞ LA RECETA DEL GRAN MÉDICO PARA LA DIABETES: COMPLEMENTE SU DIETA:

- *Tome con cada comida una multivitamina viva basada en alimentos enteros.*

- *Consuma cada día entre una y tres cucharaditas, o de tres a nueve cápsulas, de aceite de hígado de bacalao rico en omega-3.*

- *Tome dos veces al día (al levantarse y antes de acostarse) una mezcla de fibras basadas en alimentos enteros y superalimentos verdes con betaglucanos de la fibra soluble de avena.*

- *Tome con cada comida un producto que contenga antioxidantes y energéticos y que incluya vitaminas del complejo B, ácido fólico y cromo.*

- *Si desea mejorar su digestión, puede tomar enzimas y probióticos.*

- *Para asegurar una ingesta óptima de proteínas incorpore un polvo proteínico fácilmente digerible a su dieta diaria.*

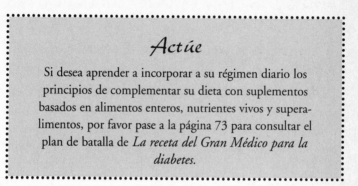

Actúe

Si desea aprender a incorporar a su régimen diario los principios de complementar su dieta con suplementos basados en alimentos enteros, nutrientes vivos y superalimentos, por favor pase a la página 73 para consultar el plan de batalla de *La receta del Gran Médico para la diabetes.*

LLAVE #3

Practique una higiene avanzada

«Todos los diabéticos deberían mantener un alto estándar de higiene a fin de poder controlar las constantes infecciones y otros problemas inmunológicos», escribió el doctor Kenneth Seaton, un pionero en materia de higiene avanzada y regulación del sistema inmunológico. El doctor Seaton, autor de *Life, Health, and Longevity* [Vida, Salud y Longevidad] (Scientific Hygiene, 1994), cree que una higiene mejorada, junto con una mejor nutrición y ejercicios, son los ingredientes principales para revertir la salud de los diabéticos del tipo 2. Es muy importante tomar medidas preventivas contra las infecciones, especialmente durante los períodos en que el azúcar está alto.

Tomé contacto con la revolucionaria obra del doctor Seaton mientras me estaba recuperando de mis propios y graves problemas de salud. Este científico había descubierto que los problemas de la garganta, la nariz y los oídos, que representan el 80 por ciento de las visitas al médico, podrían estar relacionados con la forma en que nos tocamos durante el día la nariz, los ojos, la boca y la piel con las uñas sucias. Cuando nos tocamos con las manos, nos estamos inoculando gérmenes que pueden ingresar al organismo a través de la boca, las ventanas de la nariz o las comisuras de los ojos.

El doctor Seaton es un microbiólogo australiano que vive con su familia en los Estados Unidos. Él acuñó la frase: «Los gérmenes no vuelan: viajan como polizontes», después que sus estudios demostraran convincentemente que es más probable que los microbios se propaguen a través del contacto con las manos que por vía aérea. Si usted quiere conservar una buena salud, mantenga tan limpias como sea posible las áreas debajo de las uñas, alrededor de las membranas oculares y en la parte frontal de las fosas nasales. Esta información es particularmente relevante para los diabéticos, debido a que su sistema inmunológico puede haber sido severamente afectado por la enfermedad.

Muchos diabéticos tal vez no conocen que su condición también debilita la capacidad de la boca para combatir los gérmenes. La elevación del azúcar en la sangre empeora las enfermedades de las encías, y estas a su vez dificultan el control de la diabetes. Se calcula que las afecciones de las encías se presentan con tres veces mayor frecuencia en los diabéticos, que tienen altos niveles de azúcar en la sangre, que en quienes no padecen esta enfermedad.[1] Las siguientes son señales de advertencia que hay que vigilar:

- Encías enrojecidas, inflamadas o sensibles, especialmente después de cepillarse o escarbarse los dientes con hilo dental.

- Encías retiradas de la dentadura, que exponen así parte de la raíz.

- Emisión de pus al presionar las encías (esto no siempre se detecta fácilmente).

- Dientes flojos o que empiezan a separarse.

Las infecciones orales son otra manifestación de la diabetes. Cuando la acumulación de gérmenes le esté causando problemas en un área de la boca, necesita atención médica y dental.

Pero usted puede emprender algunos pasos para evitar llegar a ese punto, si practica una higiene avanzada.

Lo básico sobre los gérmenes

¿De qué manera llegan los gérmenes a sus manos? Cuando estrecha las de otras personas, o tiene contacto con objetos que ellas han tocado: pasamanos, perillas, carritos de supermercado, billetes, monedas y alimentos. Cada vez que usted lee acerca de un brote infeccioso de la bacteria E Coli, puede apostar a que se originó en algún restaurante donde el personal encargado de preparar las ensaladas y manipular los alimentos no se lavó las manos después de ir al servicio sanitario.

Sé que esta no es una conversación agradable para la hora de la cena, pero la higiene es parte de *La receta del Gran Médico para tener salud y bienestar extraordinarios*, razón por la cual he seguido personalmente un protocolo higiénico durante más de una década, con resultados asombrosos para mi vida: durante muchos años no he sufrido ni resfriados, ni infecciones de los senos maxilares, ni enfermedades respiratorias agudas.

He aquí lo que hago cada mañana, y cada noche: meto las manos en un aguamanil lleno de jabón semilíquido y hundo las uñas de las manos en la crema. Luego froto esa crema jabonosa especial en las yemas de mis dedos, las cutículas y las uñas de quince a treinta segundos. Terminado esto, me lavo bien las manos dejándome la espuma durante quince segundos antes de enjuagármelas con agua corriente. Una vez que mis manos están bien limpias, añado otro poco de jabón semilíquido y me lavo la cara. Este segundo paso comprende un procedimiento al que llamo «inmersión facial». Lleno mi aguamanil o un tazón grande y limpio con agua tibia, no caliente. Cuando ya hay suficiente agua, le añado una o dos cucharadas de sal regular de mesa y dos goteros de una solución facial a base de minerales. Lo revuelvo todo y luego me inclino y sumerjo mi cara en esa mezcla limpiadora, abriendo varias veces los ojos para permitir que también se limpien las membranas oculares. Después de una pausa para respirar vuelvo a meter la cara y hago burbujas a través de la nariz. A esto le llamo «bucear en una palangana».

Los dos últimos pasos de mi procedimiento de higiene avanzada comprenden aplicarme gotas muy diluidas de peróxido de hidrógeno y minerales en las orejas durante treinta a sesenta segundos para limpiar el canal auditivo, y cepillarme los dientes con una solución dental a base de aceites esenciales, a fin de eliminar de mi boca microbios nocivos.

Cumplir con este protocolo de higiene avanzada requiere disciplina, uno tiene que recordárselo hasta que se convierta en un hábito automático. A mí me resulta más fácil seguir estos pasos en la mañana y antes de acostarme. Desde que comencé mi régimen de higiene, no me siento limpio si no lo hago. Y lo mejor es que me toma menos de tres minutos de principio a fin.

Yo le aconsejo incorporar a su vida un régimen similar de higiene avanzada, prestando especial atención al lavado periódico de sus manos, especialmente después de estar en situaciones públicas y haber estrechado las manos de algunos amigos. No quiero con esto disparar la aguja de la paranoia de nadie, pero a veces nuestra mayor exposición a los gérmenes en toda la semana tiene lugar después del servicio en la iglesia, cuando en el vestíbulo estrechamos las manos de viejos amigos y nuevos conocidos. Durante ese tiempo estamos intercambiando una amplia variedad de bacterias, agentes alergénicos, toxinas ambientales y virus de una parte del cuerpo a otra. Así que recuerde lavarse las manos bien y con frecuencia.

℞ LA RECETA DEL GRAN MÉDICO PARA LA DIABETES: PRACTIQUE UNA HIGIENE AVANZADA

- *Lávese las manos regularmente, prestando especial atención a eliminar los gérmenes acumulados debajo de sus uñas.*

- *Limpie sus fosas nasales y las membranas mucosas de los ojos a diario mediante una inmersión facial.*

- *Limpie los canales auditivos al menos dos veces por semana.*

- *Utilice a diario una solución dental basada en aceites esenciales para eliminar los gérmenes de la boca y mejorar la salud de sus encías.*

Actúe

Si desea aprender a incorporar a su régimen diario los principios de comer para vivir, por favor pase a la página 73 para consultar el plan de batalla de *La receta del Gran Médico para la diabetes.*

LLAVE # 4

*Acondicione su cuerpo con ejercicios
y terapias corporales*

A Ron Cook, un oficial de prisiones que supervisaba a setenta y cinco subalternos en la Cárcel del Condado de Sedgwick, en Wichita, Kansas, le gustaba empezar el día visitando Squeaky's Doughnuts, una cafetería especializada en rosquillas contigua a la cárcel.

Sé que abundan los chistes sobre los policías y los negocios de rosquillas, pero esta era la rutina diaria de Ron. Era un fanático de las roscas de mantequilla glaseadas con azúcar, y le encantaba acompañar su café con dos de ellas, también cargado de azúcar. Ron llegaba a Squeaky's cada mañana a las 5:30, lo cual le permitía compartir con sus subalternos antes de empezar su turno a las 6:00.

Poco después de cumplir los cincuenta años, Ron se vio forzado a retirarse debido a su condición diabética. Los años de malos hábitos dietéticos, falta de sueño y ejercicios le habían hecho pagar un precio a él y a su vida personal: se había casado cuatro veces. Así, cuando Ron me escuchó hablar en la iglesia Central Christian Church de Wichita, estaba listo para realizar importantes cambios en su estilo de vida, entre ellos, descansar lo suficiente y comenzar un programa de ejercicios.

Dormir lo necesario siempre le había sido difícil a Ron, que ya tenía bastante con llevar sobre sus anchos hombros el estrés de dirigir una instalación correccional de 1.400 presos. La mayor parte de sus noches, no dormía más de cinco o seis horas y así, cuando la alarma del reloj sonaba a las 4:45 a.m., se sentía menos que fresco.

Ron se contaba entre los cien millones de estadounidenses que se levantan cada mañana sin suficiente descanso. Las causas principales de nuestra deuda nacional de sueño son horarios sobrecargados, el deseo de lograr siempre algo más antes de retirarnos, y demasiada estimulación a través de la televisión. Es vergonzoso, si se considera que aquellos que duermen menos de cinco horas tienen 2,5 veces más propensión a contraer diabetes, de acuerdo con un estudio realizado en la Universidad de Boston.[1] El doctor Daniel Gottlieb, coautor del estudio, explicó cómo los investigadores ajustaron las estadísticas a fin de eliminar cualquier influencia de género, edad, raza o complexión corporal. Según la encuesta, la falta de descanso reduce la capacidad del organismo para procesar la glucosa, una causa fundamental de la diabetes. En los diabéticos del tipo 2 que se esfuerzan por bajar de peso, la falta de sueño refuerza el apetito, especialmente por alimentos altos en carbohidratos y calorías. El sueño es un importante regulador de la leptina, una hormona que comunica al cerebro que ya no se necesita comer más; y de la grelina, otro tipo de hormona que provoca la sensación del hambre. Cuando los participantes en el estudio dormían sólo cuatro horas, los niveles de leptina se reducían en un 18 por ciento, mientras los de grelina se incrementaban hasta 28 por ciento.[2]

Traducción: A medianoche sentían necesidad de tomar una merienda.

El doctor Gottlieb dice que su estudio respalda la recomendación médica común de dormir entre siete y ocho horas cada noche, que yo enmendaría acercándola más a ocho que a siete. Ocho horas es lo ideal, porque cuando las personas pueden controlar el tiempo que duermen, como es el caso en un estudio de laboratorio, duermen naturalmente ocho horas en un período de veinticuatro.

Como millones de otras personas, mi esposa, Nicki, y yo deseríamos poder dormir esas ocho maravillosas horas, pero como padres de un enérgico párvulo, estamos acostumbrados a levantarnos en medio de la noche para atenderlo. Si Joshua coopera, podemos llegar a esa bendita cifra, aunque como me recuerda Nicki, sólo hablo por mí, ya que las madres suelen dormir con un ojo cerrado y el otro abierto.

Algo que me parece muy beneficioso es seguir el consejo de mi amigo y colega el doctor Joseph Mercola, de Mercola.com, que asegura que una hora de sueño *antes* de la medianoche equivale a cuatro después de esa hora. Sé bien que el doctor Joe tiene razón, porque cuando me voy a la cama muy tarde, digamos a las dos de la madrugada, no me siento bien a la mañana siguiente. En cambio si me acuesto antes de medianoche, me levanto fresco y listo para mi día.

No basta con dormir

El sueño es sólo una entre media docena de terapias corporales que usted debe incorporar a su estilo de vida. Un pariente cercano del sueño es el descanso, que también parece escasear en estos tiempos. No descansamos lo suficiente, debido a que nuestra cultura de «consumir hasta rendirnos» nos ocupa las veinticuatro horas, los siete días de la semana. En la última década los supermercados vecinales empezaron a mantenerse abiertos veinticuatro horas, y también las farmacias de cadenas importantes. Cuando los últimos episodios de Harry Potter salen a la venta, las librerías continúan abiertas toda la noche para poder empezar a vender oficialmente a la medianoche. Y comprar en la Internet resulta perfecto para aquellos que tratan de intercalar una compra más todavía en cada jornada.

Los fines de semana exacerban el problema. Las galerías comerciales y otros emporios de las ventas compiten por el dinero de los compradores con ofertas tentadoras, y muchas familias se desintegran cuando uno de los padres tiene que llevar a los niños a los partidos de fútbol y otros juegos de moda. ¿Y qué decir de los padres que tienen hijos tan brillantes como para viajar a competir en otros lugares?

Las familias necesitan un tiempo de descanso, una pausa en la carrera de ratas los sábados y domingos. Dios creó la tierra y los cielos en seis días y descansó el séptimo, dándonos un ejemplo y un recordatorio de que necesitamos una tregua en nuestras labores.

Todos deberíamos hacer como los atletas de triatlón y otros de alto rendimiento, que se aseguran de descansar un día a la semana.

De lo contrario seremos candidatos seguros a fundirnos.

EJERCITARSE O ANIQUILARSE

Una terapia corporal que es igualmente importante para la diabetes es el ejercicio. Muchos diabéticos tienen sobrepeso o están obesos. Para ellos el ejercicio puede ser tan foráneo como una película de Roberto Benigni. El ejercicio le hace bien al cuerpo, sea usted un diabético superpesado o no.

No podemos darnos el lujo de *no* hacer ejercicios, y si eso significa programar una cita con un entrenador en un gimnasio, no dude en hacerlo. Intentar controlar el azúcar en su sangre o bajar de peso sin ejercicios sería como tratar de pasar un examen final sin estudiar. Existe una posibilidad de que lo logre, pero noventa de cada cien veces usted no podrá perder peso, o al menos mantener la reducción, si no enciende el horno de su cuerpo para quemar sus reservas de grasa.

El ejercicio es también clave para enfrentar la diabetes y los altos niveles de azúcar en la sangre. Cuando usted jadea acalorado, su organismo demanda energía adicional para los músculos (bajo la forma de glucosa), reduciendo así el nivel de azúcar en la sangre. Un ejercicio moderado induce a los músculos a reclamar glucosa a un ritmo al menos veinte veces mayor que el normal. Además, si usted se mantiene fiel, conseguirá:

- Mejorar la utilización de insulina por su cuerpo.
- Quemar el exceso de grasa corporal, lo que resulta en una mejor sensibilidad a la insulina.
- Mejorar su fuerza muscular e incrementar la densidad ósea.
- Reducir el nivel de su tensión arterial y los riesgos de enfermedades cardiovasculares.
- Reducir los niveles de colesterol «malo» LDL, e incrementar los del «bueno», o HDL.

¿Qué tipo de ejercicios debe hacer un diabético? Si la última vez que visitó un gimnasio fue cuando George Herbert Walker Bush ocupaba la Casa Blanca, conozco una excelente manera de regresar a la rutina del ejercicio. Se denomina *forma física funcional,* y esta variante de ejercicios moderados pondrá de nuevo a su cuerpo a quemar calorías y mejorará su agilidad. La idea detrás de la forma física funcional es entrenar sus movimientos, no sus músculos, de modo que vaya incrementando la resistencia cardiovascular y poniendo en acción los músculos vitales del cuerpo. Esto se hace realizando actividades de la vida real y en situaciones reales. (Por favor visite www.GreatPhysiciansRx.com para instrucciones más detalladas sobre los ejercicios de la forma física funcional.)

La forma física funcional utiliza ejercicios que juegan con su propio peso corporal, y también puede emplear pesas de mano, mini trampolines y pelotas de estabilidad. Es un método que está ganando popularidad en los Estados Unidos. Los instructores de los gimnasios LA Fitness, Bally Total Fitness, y los locales de la Asociación de Jóvenes Cristianos YMCA le harán pasar por una serie de ejercicios que imitan la vida cotidiana. Le pedirán que haga cuclillas con las piernas separadas o unidas, y con una atrás y la otra delante. También le pedirán que haga extensiones, planchas contra una pared y un ejercicio llamado «superman»que consiste en acostarse en el suelo y levantar el brazo derecho mientras levanta también la pierna izquierda, ambos totalmente extendidos. Lo que no le pedirán es que haga ejercicios de fuerte impacto como los que se ven en esas enérgicas clases de ejercicios aeróbicos.

El programa de forma física funcional ofrece una aproximación inicial al ejercicio, incrementa la fuerza en las tareas diarias de la vida, y cuando se hace dos veces al día en períodos de cinco a quince minutos, nos ayuda a quemar calorías, y en consecuencia, a bajar de peso.

Una manera segura de mejorar su salud es empezar a caminar, otra excelente forma de ejercicio para aquellos que están luchando contra la diabetes. Caminar es un ejercicio suave, pero sorprendentemente efectivo, que reclama un esfuerzo moderado del músculo cardiaco al tiempo que nos permite ir entrando en forma.

Caminar por el vecindario o sobre la caminadora fija de un gimnasio es algo que puede hacer cuando más conveniente sea para usted. Puede caminar antes de ir al trabajo, a la hora del almuerzo o antes de cenar. Usted mismo fija su ritmo y decide cuánto quiere caminar. De ser posible, matará dos pájaros de un tiro si lo hace bajo el sol. Exponer su cara y su piel a la luz solar es otra terapia corporal que recomiendo porque le brinda al cuerpo la oportunidad de sintetizar vitamina D a partir de los rayos solares ultravioletas. Tomar un poco de sol, ya sea caminando o sentado en el patio, tiene importantes repercusiones para la salud de un diabético. La vitamina D que nos suministra la luz solar, cuando es sintetizada por el organismo, aumenta la producción de insulina. Cuando no hay suficiente insulina en el torrente sanguíneo, el cuerpo desea de modo natural aumentar sus niveles, y lo hace enviando la señal de un apetito por alimentos altos en carbohidratos. La exposición al sol ayudará con su metabolismo y sus niveles de insulina.

Recomiendo apartar al menos quince minutos diarios para tomar sol, a fin de captar la vitamina D que hay en sus rayos. Si donde usted reside, el cielo está siempre cubierto por nubes grises, puede optar por tomar cada día, de una a tres cucharaditas, o de tres a nueve cápsulas, de aceite de hígado de bacalao rico en omega-3. Esta es otra fuente importante de vitamina D.

IDEAS FRÍAS... Y CALIENTES

En *La receta del Gran Médico* para tener salud y bienestar extraordinarios dediqué toda una sección a la hidroterapia, la aromaterapia y la terapia musical. Estas variantes terapéuticas le ayudan a relajarse, reducen el estrés y cooperan en la excreción de las toxinas.

La hidroterapia toma la forma de baños, duchas, lavados y envolturas que emplean agua caliente y fría. Por ejemplo, al levantarme en la mañana me doy una ducha caliente, pero luego abro la llave del agua fría y la dejó correr sobre mí durante cerca de un minuto. Esto me vigoriza. El agua fría estimula el cuerpo y también la utilización del oxígeno en las células, en tanto que el agua caliente dilata los vasos sanguíneos, mejorando la circulación (muy importante para quienes padecen de neuropatía diabética) y transporta más oxígeno al cerebro. La próxima vez que vaya a ducharse, entre primero en calor con agua caliente. Luego alterne gradualmente las llaves hasta que el agua se ponga fresca y luego fría. Manténgase bajo el chorro de agua fría al menos un minuto. Sentirá aumentar su energía y su cuerpo estará más alerta.

Los baños calientes son beneficiosos para los diabéticos porque el agua caliente sobre la piel dilata los vasos sanguíneos, que se llenan de sangre. Tomar después una ducha fría o fresca los contrae, mejorando la circulación. Yo recomiendo añadir al agua del baño aceites esenciales o plantas medicinales a fin de incrementar sus beneficios terapéuticos.

Otra forma de hidroterapia son los baños sauna. Algunos diabéticos carecen de una sensación térmica normal, particularmente en sus pies, así que preste atención. Un baño sauna no le hará bajar de peso, si eso es lo que le interesa. Es cierto que sudará profusamente, pero cualquier pérdida de peso es de una u otra manera una pérdida de agua corporal a través del sudor. Volverá a aumentar lo perdido tan pronto reponga el líquido perdido, pero lo que sí es seguro es que eliminará toxinas, y eso es positivo para cualquier diabético.

Mis últimas dos terapias corporales, la aromaterapia y la terapia musical, mejoran el estado de ánimo, un punto importante sin duda cuando uno se enfrenta a una enfermedad tan estresante como la diabetes. En la aromaterapia, puede absorber aceites esenciales extraídos de plantas, flores y especias frotándolos sobre su piel y sus poros, o simplemente inhalando sus fragancias. El uso de estos aceites esenciales proporcionará bienestar emocional a quienes están luchando contra su enfermedad. Intente frotar en las palmas de sus manos unas gotas de mirto, cilantro, hisopo, gálbano o incienso. Luego ahueque las manos y acerque la boca y la nariz e inhale. Una aspiración profunda revitalizará su espíritu.

Y lo mismo hará por usted escuchar música suave, relajante y curativa. Sé qué me gusta escuchar como terapia musical. Puede que usted tenga otros gustos, pero comprobará que la música tiene poderes curativos y es capaz de mejorar su estado de ánimo.

R℞ LA RECETA DEL GRAN MÉDICO PARA LA DIABETES: ACONDICIONE SU CUERPO CON EJERCICIOS Y TERAPIAS CORPORALES

- Hágase el compromiso, y las citas, para hacer ejercicios al menos tres veces a la semana.

- Incorpore a su rutina cotidiana entre cinco y quince minutos del método de forma física funcional.

- Dé una breve caminata y compruebe que al final del día se sentirá mucho mejor.

- Váyase a la cama más temprano, prestando especial atención a cuantas horas duerme antes de medianoche. Esfuércese por dormir ocho horas cada noche. Recuerde que el sueño es, aparte de los nutrientes, lo más importante que puede incorporar para mejorar su salud.

- Finalice su próxima ducha cambiando la temperatura del agua a fresca (o fría) y permaneciendo bajo el chorro frío durante un minuto.

- En su próximo receso laboral, salga y siéntese afuera mirando al sol. Báñese con sus rayos durante diez o quince minutos.

- Incorpore a su vida diaria aceites esenciales aromáticos.

- *Ponga música de adoración en su hogar, su automóvil, o su iPod. Concéntrese en el plan de Dios para su vida.*

Actúe

Si desea aprender a incorporar a su régimen diario los principios de acondicionar su cuerpo con ejercicios y terapias corporales, por favor pase a la página 73 para consultar el plan de batalla de *La receta del Gran Médico para la diabetes*.

LLAVE #5

Reduzca las toxinas en su entorno

En el capítulo anterior le presenté a Ron Cook, oficial de prisiones de Wichita, Kansas. Hay algo más que usted debería saber sobre la historia de Ron, porque se relaciona directamente con el tema de este capítulo, que es la reducción de la cantidad de toxinas en su entorno.

Ron me contó que después de leer un libro mío anterior, *Patient, Health Thyself* [Paciente, cúrate a ti mismo] sacó sus cuentas y comprendió que la razón de que su sistema digestivo estuviera tan alterado era que había intoxicado su cuerpo con mercurio, procedente de lo que comía y de las amalgamas en sus piezas dentales cariadas. Sin embargo, cuando adoptó los principios de La receta del Gran Médico para tener salud y bienestar extraordinarios, consiguió rebajar a la mitad sus niveles de azúcar en la sangre. Pero fíjese en esto: en una ocasión fue a nadar en una piscina que tenía bastante cloro, ¡y su azúcar volvió a subir a los niveles de antes!

Historias como la de Ron me recuerdan que todos tenemos toxinas en nuestros cuerpos, ya que están presentes por todas partes en nuestro entorno, en el aire que respiramos, el agua que bebemos o donde nadamos, en las lociones y cosméticos que nos frotamos en la piel, los productos de limpieza para el hogar, e incluso en la pasta que ponemos en el cepillo de dientes. Si usted se hiciera análisis de sangre y orina, los laboratoristas descubrirían decenas de toxinas en su sangre, incluyendo los BPC o bifenilos policlorados, dioxinas, furanos, micrometales, ftalatos, compuestos orgánicos volátiles y cloro.

Algunas toxinas son solubles en agua, lo que significa que se eliminan rápidamente del organismo y no plantean una gran amenaza. Desafortunadamente, muchas otras son solubles en grasa, lo que quiere decir que eliminarlas totalmente de su sistema puede tomar meses o años. Algunas de las más conocidas toxinas solubles en grasa son las dioxinas, los ftalatos y el cloro, y cuando no se eliminan permanecen almacenadas en sus tejidos adiposos. *«Esas grosuras se pueden considerar escondites donde se almacenan toxinas y venenos»*, dice el doctor Don Colbert, autor de *Toxic Relief* [Alivio a los Tóxicos]. «En otras palabras, la grasa es generalmente también tóxica».[1] Las mejores maneras de eliminar las toxinas solubles de su sangre son: Beber más agua (trataré este tema en breve) a fin de excretar las toxinas por medio de los riñones y el tracto urinario; consumir una mezcla de fibras y alimentos verdes basada en alimentos enteros, para ayudar a la eliminación de toxinas de los intestinos; incrementar la sudoración a través del ejercicio y baños sauna a fin de eliminar las toxinas del sistema linfático; y practicar la respiración profunda para eliminar las toxinas de los pulmones. Las estrategias dietéticas de desintoxicación incluyen incrementar la ingesta de frutas y vegetales crudos con alto contenido de enzimas, aumentar asimismo la fibra dietética, y comer carnes más magras, especialmente de bisonte o vacuna pero de reses alimentadas orgánicamente, así como de peces capturados en su medio natural. Recuerde que la mayoría de las carnes rojas, de ave y de cerdo, de producción comercial, actúan como imanes químicos para las toxinas del medio ambiente, por lo que nunca serán tan sanas como la carne de animales alimentados con forrajes o pasto. Además, consumir verduras orgánicas adquiridas en las tiendas de productos de salud, en puestos al borde de las carreteras o en mercados agropecuarios le expondrá a menos residuos de pesticidas, en comparación con los que contienen las frutas y vegetales cultivados por los métodos convencionales.

Debido a su alto contenido de mercurio, el atún enlatado es otro alimento que debe comer con cautela: le recomiendo no más de dos latas semanales. Debido a la contaminación ambiental, partículas metálicas de mercurio, plomo y aluminio se encuentran en los tejidos grasos del atún, la aguja y la macarela. Las carnes de los camarones y langostas, artrópodos de exoesqueleto quitinoso que se alimentan de cuanto encuentran en el fondo marino, son inmundas según la Biblia, y debe eliminarlas de su dieta.

QUÉ BEBER

Todos los libros sobre dietas que encontramos en las estanterías mencionan los beneficios para la salud de beber agua, y yo respaldo ese consejo. El agua es especialmente importante gracias a su capacidad para eliminar del organismo toxinas y otros desechos metabólicos, y los diabéticos con sobrepeso tienden a tener un metabolismo más sobrecargado.

Incrementar el agua que bebe acelerará su metabolismo, lo cual le ayudará a bajar de peso, y permitirá a su cuerpo asimilar mejor los nutrientes de los alimentos y suplementos nutricionales que ingiera. Como el agua es el recurso básico para el transporte de nutrientes a través del organismo, una hidratación insuficiente resulta en la acumulación de desechos metabólicos en su cuerpo, una forma de autointoxicación. Por eso predico que nunca se debe subestimar la importancia de beber suficiente agua: ella es una fuerza vital presente en casi todos los procesos corporales, desde una digestión eficiente hasta una buena circulación sanguínea.

Sin embargo, muchos diabéticos reemplazan el agua por pálidas imitaciones como las bebidas dietéticas, en la creencia de que es bueno beber Coca-Cola o Pepsicola dietética, porque no contienen azúcar. En mi opinión, estas bebidas «de dieta» son tan perjudiciales o peores para los diabéticos que sus versiones regulares, pues contienen edulcorantes artificiales como el aspartame, acesulfame K, o sacralosa.

Aunque la Administración de Fármacos y Alimentos de los Estados Unidos ha aprobado el uso de edulcorantes artificiales en bebidas y alimentos, esos aditivos químicos son a largo plazo perjudiciales para su salud. Y si cree que las «bebidas energéticas» como Red Bull y Sobe Adrenaline Rush son la solución para mantenerse hidratado, déjeme recordarle que estas bebidas vienen «fortificadas» con cafeína y aminoácidos nocivos para la salud.

Nada le gana al agua como hidratante para un diabético, y especialmente para aquellos que están obesos. Quienes padecen esta enfermedad deben tomar nota de lo que dice el doctor F. Batmanghelidj, autor de *You're Not Sick, You're Thirsty!*, sobre de este tema:

> «La sequedad en la boca es uno de los últimos indicios de deshidratación del cuerpo», afirma. «Cuando la boca seca se convierte en un indicador de escasez de agua, muchas funciones delicadas del organismo se han clausurado en preparación para el agotamiento. Un cuerpo deshidratado pierde sofisticación y versatilidad. Un ejemplo es la diabetes juvenil, en la cual las células del páncreas que producen la insulina son sacrificadas como resultado de una persistente deshidratación».[2]

Así que por segunda vez en este libro, le exhorto a beber mucha agua. Puede ser fría o a temperatura ambiente, eso no importa. El agua le ayuda a digerir más eficientemente las comidas, reduce la retención de líquidos y evita el estreñimiento. También notará una diferencia en su piel, pues el agua reduce la apariencia de las arrugas y otorga a la piel un brillo saludable.

No obstante, no le recomiendo beber agua directamente del grifo. Casi toda el agua municipal es tratada rutinariamente con cloro, sustancia química que es un potente bactericida, como pudo comprobar mi amigo Ron Cook. He instalado en mi casa un sistema de filtración que elimina el cloro y otras impurezas del agua *antes* de que esta entre en nuestras tuberías. Nicki y yo podemos confiar en abrir la llave y disfrutar los beneficios de un agua libre de cloro para beber, cocinar y bañarnos. Como esta agua no tiene ningún regusto químico, es más apta para beber.

Una buena regla práctica consiste en beber tres cuartos de litro de agua por cada veinticinco kilos de peso corporal. Si usted pesa más de cien kilos, deberá beber por tanto más de tres litros diarios. Ya sé lo que está pensando: *Jordan, si bebo toda esa agua, nunca me podré alejar a más de quince pasos de un urinario.* Cierto, probablemente tendrá que multiplicar sus viajes al baño, pero créame cuando le digo que si de verdad quiere controlar el azúcar en su sangre y bajar de peso, debe tomar en serio la necesidad de beber suficiente agua. No existe otra forma fisiológica de eliminar las reservas de grasa y las toxinas que se anidan en su organismo.

Toxinas en otros lugares de su entorno

Existen otras toxinas no directamente relacionadas con la diabetes y la obesidad, pero que es importante mencionar.

Plásticos

Aunque alguna que otra vez bebo agua de recipientes plásticos, me parece más segura la que es envasada en botellas de vidrio, debido a que las dioxinas y ftalatos añadidos en el proceso de fabricación del plástico pueden pasar al agua, especialmente si la botella es reciclada.

Calidad del aire

Generalmente empleamos el 90 por ciento del tiempo que no estamos al aire libre en el interior de viviendas bien aisladas y energéticamente eficientes, y en oficinas con aire acondicionado central en verano y calefacción en invierno. Las ventanas, una vez cerradas, no permiten la entrada de aire fresco y atrapan el aire «usado», lleno de partículas dañinas como las de dióxido de carbono, dióxido de nitrógeno y caspa de animales domésticos.

Quizás usted ha notado cuánta atención se dedica últimamente a las enfermedades relacionadas con el moho, y oyó hablar de viviendas que hubo que desmantelar para eliminar de sus paredes y columnas las esporas del moho verde o negro. Muchas personas que vivían en ambientes infestados de moho han sido diagnosticadas con problemas de la tiroides y de las glándulas suprarrenales, fatiga crónica y problemas de la memoria. Es difícil mantener un estilo de vida, y hasta tenerlo presente, mientras la calidad del aire de su casa drena su energía.

Aun si las temperaturas fueran sofocantes o heladas, le recomiendo abrir periódicamente puertas y ventanas para refrescar el aire que respira. Unos minutos de aire fresco pueden obrar maravillas.

Asimismo, le aconsejo comprar un filtro de aire de buena calidad, que eliminará minúsculas partículas de polvo, hollín, polen, moho y caspa. Tenemos en casa cuatro purificadores que filtran todas las impurezas dañinas del aire que respiramos.

Artículos de limpieza para el hogar

Hoy en día la mayoría de los artículos comerciales de limpieza para el hogar contienen sustancias químicas y disolventes potencialmente dañinos que exponen a las personas a los COV, o compuestos orgánicos volátiles, que pueden causar irritación en los ojos, la nariz y la garganta. Nicky y yo hemos encontrado que ingredientes naturales como el vinagre, el jugo de limón y el bicarbonato de sodio son perfectos para mantener nuestro hogar reluciente. En las tiendas de alimentos naturales puede encontrar productos de limpieza naturales que no son abrasivos ni potencialmente peligrosos para su familia.

Productos para el cuidado de la piel y del cuerpo

Sustancias químicas tóxicas como los disolventes y ftalatos se encuentran en los lápices, acondicionadores y brillos labiales, en los tintes, aerosoles y champúes para el cabello y en el jabón. Señoras, cada vez que ustedes frotan en sus labios un lápiz labial, su piel absorbe inmediatamente estas toxinas. Como en el caso de los productos de limpieza para el hogar, en los mercados que venden alimentos naturales se pueden encontrar cosméticos naturales, aunque cada vez se venden más en farmacias y tiendas de productos de belleza.

CONSIDERACIONES FINALES

Ya para cerrar, permítame dejar muy claro que lo más probable es que usted no se enferme de inmediato por beber agua clorada, respirar aire reciclado, utilizar artículos comerciales de limpieza, frotarse en el cuero cabelludo un champú cargado de sustancias químicas o cepillarse los dientes con una pasta dental artificialmente saborizada, pero el uso constante de estos productos acabará erosionando su salud. Cuando empiece a notar los síntomas, el daño ya estará hecho.

℞ LA RECETA DEL GRAN MÉDICO PARA LA DIABETES: REDUZCA LAS TOXINAS EN SU AMBIENTE

- *Beba la cantidad mínima recomendada de ocho vasos de agua diarios.*

- *Siempre que sea posible use contenedores de vidrio y no de plástico.*

- *Mejore la calidad del aire dentro de su vivienda abriendo las ventanas y adquiriendo un sistema de filtración de aire.*

- *Use en su hogar productos de limpieza naturales.*

- *Use también productos naturales para el cuidado de la piel, del cuerpo, y el cabello, incluyendo los cosméticos y la pasta dental.*

- *No fume cigarrillos ni use productos de tabaco.*

Actúe

Si desea aprender a incorporar a su régimen diario los principios de reducir las toxinas en su entorno, por favor pase a la página 73 para consultar el plan de batalla de *La receta del Gran Médico para la diabetes*.

LLAVE #6

Evite las emociones mortales

¿Sabía usted que la ira, la acrimonia, la aprehensión, la agitación, la ansiedad y la alarma son emociones letales y que cuando experimenta una de estas sensaciones, justificada o no, la eficiencia de su sistema inmunológico decrece notablemente durante seis horas? (Por igual período de tiempo recesa su sistema inmunológico cuando ingiere grandes cantidades de azúcar.)

Encima de esto, la depresión, el estrés, y la preocupación pueden incrementar el riesgo de desarrollar diabetes del tipo 2, según un reciente estudio médico publicado en la revista *Diabetes Care [Cuidados de la diabetes]*.[1] Creo que las emociones negativas pueden afectar de manera adversa su salud, y producir toxinas letales que amenazan cuerpo y espíritu. Mi amigo el Dr. Don Colbert, autor del magnífico libro *Emociones que matan* (Grupo Nelson, 2005), dice que una montaña rusa emocional drena la salud física y psicológica de la persona, lo cual con frecuencia privará su cuerpo y su mente de fuerzas y energía. El doctor Colbert señala que estudios médicos acerca de las emociones nocivas para la salud demuestran que:

- La mente y el cuerpo están vinculados, lo que significa que la manera en que se sienta usted emocionalmente puede determinar cómo se siente físicamente.
- Ciertas emociones liberan en el organismo hormonas capaces de precipitar el desarrollo de enfermedades.

- Los investigadores han vinculado directa y científicamente las emociones negativas con la hipertensión, enfermedades cardiovasculares y del sistema inmunológico.
- Quienes luchan contra la depresión tienen un riesgo mayor de desarrollar cáncer, enfermedades cardiovasculares y diabetes, como mencionamos arriba.

Las emociones negativas alteran la química de su cuerpo, y las emociones descontroladas pueden ser una fuerza clave en la determinación de su conducta diaria. Comer bajo un fuerte estrés hace que se estrechen los conductos biliares del hígado, lo cual bloquea el paso de la bilis hacia el intestino delgado, donde los alimentos esperan ser digeridos. Esto tiene consecuencias perjudiciales para el diabético. Un antiguo proverbio lo define bien: «No es tan importante lo que usted come como lo que se lo está comiendo a usted».

Este es un consejo sensato, pero mi experiencia me dice que cuando el estrés pone en crisis la vida de una persona, esta tiende a bajarse del carro de la alimentación sana. Cuando la vida les abruma, estas personas vuelven a los viejos hábitos de comer dulces o frituras, saquear el refrigerador, o pedir comida a domicilio. Se dedican a cazar alimentos muy sabrosos y también saturados de grasas y azúcar, como los chocolates belgas o los helados Cherry Garcia de Ben & Jerry's, a fin de amortiguar el estrés y aminorar los síntomas de la depresión.

Para aislarse de sus problemas, comen todo lo que no deberían.

Estas emociones mortales pueden producir toxinas con un efecto similar a que un diabético devorara una docena de rosquillas glaseadas. A los que son obesos, a menudo les cuesta perdonar a quienes les mortifican haciendo comentarios sobre su físico, o sus tallas extra grandes, o su incapacidad para bajar de peso.

Si usted se ha sentido herido antes por estos comentarios maliciosos, estoy seguro de que no seré el primero en exhortarle a poner el pasado en el espejo retrovisor y seguir adelante. Debe hacerlo. Si sigue mis principios para un estilo de vida saludable, sé que eso le ayudará a enfrentar cualquier emoción mortal. Recuerde que por dolorosa que haya sido la herida infligida, aún es posible perdonar. «Si perdonáis a los hombres sus ofensas, os perdonará también a vosotros vuestro Padre celestial», dice Jesús en Mateo 6, «mas si no perdonáis a los hombres sus ofensas, tampoco vuestro Padre os perdonará vuestras ofensas» (vv. 14–15).

Dispense el perdón a aquellos que lo han atormentado, y una vez que los perdone, olvide la ofensa.

℞ LA RECETA DEL GRAN MÉDICO PARA LA DIABETES: EVITE LAS EMOCIONES MORTALES

- *Si se siente triste, asustado o estresado por la vida diaria, mejor no coma.*

- *Reconozca la interacción entre tener emociones letales y contraer diabetes.*

- *Cuando enfrente circunstancias que le provoquen preocupación o ansiedad, confíe en Dios.*

- *Practique el perdón cada día y perdone a aquellos que le han ofendido.*

Actúe

Si desea aprender a incorporar a su régimen diario los principios de evitar las emociones letales, por favor pase a la página 73 para consultar el plan de batalla de *La receta del Gran Médico para la diabetes*.

LLAVE #7

Viva una vida de oración y con propósito

La oración es el fundamento de una vida sana; disponer su cuerpo, su alma y su espíritu para orar a Dios es una doble vía de comunicación con el Creador, el Dios del universo. Hay poder en la oración: «La oración de fe salvará al enfermo» (Santiago 5.15). Orar es la manera que tenemos de hablar con Dios. No hay mayor fuente de poder que hablar con Aquel que nos creó. La oración no es mera formalidad. No tiene que ver con religión. Tiene que ver con una relación: es una línea directa con el cielo. Podemos hablar con Dios cada vez que lo deseemos, dondequiera que estemos, por cualquier motivo. Él siempre está ahí para escucharnos, y siempre hará de corazón lo que más nos convenga, porque somos Sus hijos.

Si usted decide adoptar en su vida los principios de *La receta del Gran Médico para la diabetes*, le instó a apuntalar sus esfuerzos orando. Ello le proporcionará la perseverancia necesaria para prevalecer contra su enfermedad. Selle cuanto haga con el poder de la oración, y verá cómo se transforma su vida en más de lo que pueda imaginar.

No le estoy garantizando que experimentará una cura milagrosa ni que le ocurrirán cosas asombrosas, aunque en muchos casos ha sucedido así. Pero sí le diré que si trata su cuerpo como Dios espera, como un templo del Espíritu Santo (1 Corintios 6.19-20), Dios honrará ese compromiso suyo.

Muchas personas obesas que padecen diabetes me preguntan a menudo si comer más de lo debido es pecado. Aunque la Biblia hace pocas críticas directas a los glotones, el libro de los Proverbios describe las desventajas sociales y económicas de la glotonería, que se define como comer y beber en exceso: «No estés con los bebedores de vino, ni con los comedores de carne, porque el bebedor y el comilón empobrecerán, y el sueño, hará vestir vestidos rotos», dice en Proverbios 23.20-21.

Es aquí donde quiero abordar este tema. Quizás se haya preguntado si puede dar rienda suelta a su apetito sin enfrentar las causas de su diabetes y aun así ir al cielo. Mi respuesta es afirmativa. Usted se irá al cielo, sólo que un poco antes de lo debido.

Cuando, en cambio, sigue el plan de salud de Dios, honrará a su familia, y la mejor manera de hacerlo es permanecer aquí en la tierra con ellos. Los dientes me rechinan cada vez que me entero de que alguien involucrado en un ministerio, sea pastor, misionero o maestro de la Biblia, ha fallecido prematuramente, sólo porque no cuidó su cuerpo como debía. Eso es un despilfarro de los recursos de Dios aquí en la tierra. Él tiene un propósito para su vida, y cuando le llama a servirle en un ministerio, como creo que hace con todos nosotros, cada minuto es precioso. Cada año tenemos más que ofrecer, no menos, porque acumulamos sabiduría y experiencia. Utilice esa sabiduría estableciendo un legado de salud para sus generaciones futuras y no tendrá que vivir en el reproche.

Quizás lee esto y piensa: *Sé que mi diabetes es una bomba de tiempo... y no sé qué me depara el futuro.* Pues bien, se le ha revelado el conocimiento para que haga algo con su enfermedad a partir de hoy. Yo le pregunto: ¿Cómo piensa actuar a partir de lo que ha aprendido de *La receta del Gran Médico para la diabetes*?

Esto es muy importante. Los bisabuelos de mi padre fueron diabéticos, y a la abuela de mi madre, Gramma Simma, hubo que amputarle una pierna gangrenada al final de su vida, y en mi familia todos suponen que fue por causa de una diabetes nunca diagnosticada.

Por la rama de mi padre, mi bisabuela, Lena, murió a fines de los años sesenta por complicaciones de su diabetes. Pasó sus últimos años muy enferma; sufrió varios accidentes cerebrovasculares porque sus médicos no hallaban una forma de controlar su diabetes. Su esposo, mi bisabuelo Jacob, también fue diabético toda su vida, la cual resultó ser bastante larga. Murió a los ochenta y ocho años, pero mi padre, que amaba mucho a su abuelo, dice que se fue antes de tiempo. «Poppy», decía papá, «no era dependiente de la insulina, pero tenía que tomar sus medicamentos. La noche que murió, sufrió un infarto, y una pluma o algo parecido en el bolsillo de su pijama le hincó el corazón, y murió instantáneamente. Este trágico suceso ocurrió dos días después de que muriera la esposa de mi padre».

En cuanto a mí, nunca olvidaré que mi abuelo, por parte de padre, sumamente obeso, falleció a los sesenta y dos años de un infarto cardíaco. Mi abuelo por parte de madre también era obeso, y murió de las mismas causas a los sesenta y cinco años. Antes de que yo cumpliera diez años, mis dos abuelos ya habían fallecido.

Usted no tiene por qué morir prematuramente por complicaciones de la diabetes.

Dése la mejor oportunidad de permanecer junto a sus seres queridos siguiendo los principios de *La receta del Gran Médico para la diabetes*. Ahora es su turno de dar el primer paso en este nuevo camino hacia el bienestar. ¡Bienvenido a una nueva vida en salud!

Organice un grupo pequeño

Es difícil enfrentarse solo a los retos que la salud nos plantea. Si usted tiene amigos o familiares que también están luchando contra la diabetes u otras dolencias, o si conoce a personas que desean vivir la vida saludable que Dios concibió para nosotros, pídales que se le unan para seguir juntos La receta del Gran Médico para tener salud y bienestar extraordinarios. Usted puede aprender a dirigir un pequeño grupo en su comunidad, o encontrar un grupo ya existente en su área, visitando www.GreatPhysiciansRx.com.

R̶x **LA RECETA DEL GRAN MÉDICO PARA LA DIABETES: VIVA UNA VIDA DE ORACIÓN Y CON PROPÓSITO**

• *Ore constantemente.*

• *Confiese las promesas de Dios al levantarse y antes de retirarse a dormir.*

• *Encuentre el propósito de Dios para su vida y vívalo cada día.*

• *Sea un agente de cambio de su propia vida. Sólo usted puede dar ese primer paso para revertir la diabetes en su vida.*

Actúe

Si desea aprender a incorporar a su régimen diario los principios de vivir una vida de oración y con propósito, por favor pase a la página 73 para consultar el plan de batalla de *La receta del Gran Médico para la diabetes*.

Plan de batalla de La receta del Gran Médico para la diabetes

Al levantarse

Oración: Dé gracias a Dios porque este es el día que el Señor ha hecho. Regocíjese y gócese en Él. Déle gracias por el aire en sus pulmones y la vida de su cuerpo. Pida al Señor que sane su cuerpo y utilice su experiencia en beneficio de las vidas de otros. Lea en voz alta Mateo 6.9-13.

Propósito: Pida al Señor que le dé una oportunidad para añadir significado hoy a la vida de alguien. Esté alerta esperando esa oportunidad. Pida a Dios que le utilice en este día para Su propósito.

Higiene avanzada: Para las manos y las uñas, meta los dedos en jabón semilíquido cuatro o cinco veces, y lávese las manos con el jabón durante quince segundos, frotándolo sobre las cutículas y enjuagándose con el agua lo más caliente que pueda soportar. Échese otro poco de jabón semilíquido en las manos para lavarse la cara. Luego, llene el lavamanos con agua tan caliente como pueda y agregue entre una y tres cucharadas de sal de mesa, y entre uno y tres gotas de una solución mineral a base de yodo. Sumerja la cara en el agua y abra los ojos, parpadeando repetidamente bajo el agua. Mantenga los ojos abiertos bajo el agua durante tres segundos. Después de limpiar sus ojos, vuelva a meter la cara en el agua con la boca cerrada, emitiendo burbujas a través de la nariz. Saque la cara del agua y sóplese la nariz con una servilleta sanitaria.

Para limpiarse las orejas, utilice agua oxigenada y gotas para el oído con base mineral. Ponga dos o tres gotas en cada oído y manténgalas ahí por un minuto. Luego sacuda la cabeza para que el líquido salga. Para los dientes aplique en el cepillo dos o tres gotas de dentífrico líquido basado en aceites esenciales. Puede usar para cepillarse esto o añadirlo a su crema dental. Después de cepillarse los dientes, cepíllese la lengua durante quince segundos. (Visite www.BiblicalHealthInstitute.com y haga clic sobre la guía de recursos GPRx Resource Guide para ver los productos de higiene avanzada recomendados.)

Reducir toxinas: Abra hoy las ventanas durante una hora. Utilice jabón natural y productos naturales para el cuidado de la piel y del cuerpo (gel para la ducha, cremas, etc.), use también productos naturales para el cuidado del cutis, de la dentadura y el cabello (champúes, acondicionadores, gels, mousses y lacas). (Visite www.BiblicalHealthInstitute.com y haga clic sobre la guía de recursos GPRx Resource Guide para ver los productos recomendados.)

Suplementos: Tome una porción de mezcla pulverizada de fibras y superalimentos verdes, o cinco cápsulas de superfórmula verde. Ayúdese a tragar con un vaso de 12 a 16 onzas de agua. (Para ver los productos recomendados visite www.BiblicalHealthInstitute.com y haga clic sobre la guía de recursos GPRx Resource Guide.)

Terapia corporal: Expóngase durante veinte minutos a la luz directa del sol en algún momento del día, pero guárdese de exponerse demasiado entre las 10:00 a.m. y las 2:00 p.m.

Ejercicios: Realice ejercicios del método de forma física funcional durante cinco a quince minutos, o pase igual tiempo sobre un minitrampolín. Finalice con cinco a diez minutos de ejercicios de respiración profunda. (Podrá encontrar las rondas del 1 al 3 de estos ejercicios en www.GreatPhysiciansRx.com.)

Salud emotiva: Cada vez que se enfrente a una circunstancia adversa, como un problema de salud, que le cause preocupación, repita lo siguiente: «Señor, yo confío en ti, a ti te entrego el cuidado de mi persona, y creo que cuidarás de mi [insertar la presente situación] y llenarás de fuerza y de salud mi cuerpo». Confiese lo anterior a lo largo del día cada vez que venga a su mente su problema de salud.

Desayuno

Prepárese en la licuadora un batido de vainilla y canela con los siguientes ingredientes:

Yogur natural a base de leche entera, o kefir (es mejor el de leche de cabra); una cucharada de aceite de linaza orgánico; una cucharada de miel de abejas orgánica; la mitad de una banana orgánica fresca o congelada; dos cucharadas de polvo proteínico a base de leche de cabra (para ver los productos recomendados visite www.BiblicalHealthInstitute.com y haga clic sobre la guía de recursos GPRx Resource Guide); un cuarto de cucharadita de canela molida orgánica; una pizca de extracto de vainilla.

Suplementos: Tome dos cápsulas de multivitaminas basadas en alimentos enteros y una cápsula de fórmula energética y antioxidante basada en alimentos enteros y que contenga vitaminas del complejo B, ácido fólico y cromo. (Para ver los productos recomendados visite www.BiblicalHealthInstitute.com y haga clic sobre la guía de recursos GPRx Resource Guide.)

Almuerzo

Antes de almorzar, beba 8 onzas de agua.

Mientras almuerza, beba un té verde chai caliente con canela y con una cucharadita de miel. (Para ver los productos recomendados visite www.BiblicalHealthInstitute.com y haga clic sobre la guía de recursos GPRx Resource Guide.)

Prepare una ensalada grande con vegetales de hojas verdes, aguacate, zanahorias, pepinos, apio, tomates, col morada, pimientos rojos, cebolla morada y brotes tiernos junto con tres huevos hervidos ricos en omega-3.

Aliño: Utilice aceite de oliva extra virgen, vinagre de sidra de manzana o jugo de limón, sal Celtic Sea, plantas medicinales y especias, o mezcle una cucharada de aceite de oliva extra virgen con otra de algún aliño adquirido en tiendas de productos de salud; añada dos onzas de puré de manzanas y un cuarto de cucharadita de canela molida orgánica.

Suplementos: Tome dos cápsulas de multivitaminas basadas en alimentos enteros y una cápsula de fórmula energética/antioxidante basada en alimentos enteros que contenga vitaminas del complejo B, ácido fólico y cromo.

Cena

Antes de cenar, beba 8 onzas de agua.

Mientras cena, beba un té verde chai caliente con canela y una cucharadita de miel de abejas.

Salmón (pescado en su medio natural) al horno, en agua o a la parrilla.

Brócoli al vapor.

Una ensalada grande con verduras de hojas verdes, aguacate, zanahorias, pepinos, apio, tomates, col morada, pimientos rojos, cebolla morada y brotes tiernos junto con tres huevos hervidos ricos en omega-3.

Aliño: Utilice aceite de oliva extra virgen, vinagre de sidra de manzana o jugo de limón, sal Celtic Sea, plantas medicinales y especias, o mezcle una cucharada de aceite de oliva extra virgen con otra de algún aliño adquirido en tiendas de productos de salud.

Suplementos: Tome dos cápsulas de multivitaminas basadas en alimentos enteros y una cápsula de fórmula energética /antioxidante basada en alimentos enteros con vitaminas del complejo B, ácido fólico y cromo, y de una a tres cucharaditas o de tres a nueve cápsulas de aceite de hígado de bacalao rico en omega-3. (Para ver los productos recomendados visite www.BiblicalHealthInstitute.com y haga clic sobre la guía de recursos GPRx Resource Guide).

Refrigerio

Tajadas de manzana con mantequilla de ajonjolí (tahini)

Una barra nutritiva basada en alimentos enteros con betagluca-nos de fibra soluble de avena. (Para ver productos recomendados visite www.BiblicalHealthInstitute.com y haga clic sobre la guía GPRx Resource Guide.)

Beba de 8 a 12 onzas de agua.

Antes de irse a la cama

Ejercicios: Salga a caminar o participe en su deporte favorito o en actividades recreativas.

Suplementos: Tome una porción de mezcla pulverizada de fibras y superalimentos verdes, o cinco cápsulas de superfórmula verde. Ayúdese con un vaso de 12 a 16 onzas de agua.

Terapia corporal: Tome un baño tibio durante quince minutos añadiéndole ocho gotas de aceites esenciales bíblicos.

Higiene avanzada: Repita las instrucciones de higiene avanzada para la mañana del día 1.

Salud emotiva: Pida al Señor que le recuerde a alguien a quien deba perdonar. Tome una hoja de papel y escriba en la parte superior el nombre de esa persona. Trata de recordar cada acto específico suyo que le haya herido. Escriba lo siguiente: «Perdono a [insertar el nombre de la persona] por [insertar lo que hizo contra usted]».

Una vez que haya llenado la hoja, rómpala o quémela, y pida a Dios que le dé la fuerza para perdonar de corazón al ofensor.

Propósito: Hágase estas preguntas: «¿He vivido hoy una vida con propósito?» «¿Qué he hecho hoy para enriquecer la vida de mi prójimo?»

Comprométase a vivir mañana un día con propósito.

Oración: Dé gracias a Dios por este día, pidiéndole que le dé un descanso nocturno reparador y un comienzo fresco en el nuevo día. Déle gracias por la fidelidad de su amor incesante y su misericordia renovada cada mañana. Lea en voz alta Romanos 8:35, 37-39.

Hora de dormir: Acuéstese a las 10:30 p.m.

DÍA 2

Al levantarse

Oración: Dé gracias a Dios porque este es el día que el Señor ha hecho.

Regocíjese y gócese en Él. Déle gracias por el aire en sus pulmones y la vida de su cuerpo. Pida al Señor que sane su cuerpo y aproveche su experiencia en beneficio de las vidas de otros. Lea en voz alta el Salmo 91.

Propósito: Pida al Señor que le dé una oportunidad para añadir significado hoy a la vida de alguien. Esté alerta esperando esa oportunidad. Pida a Dios que le utilice en este día para Su propósito.

Higiene avanzada: Siga las recomendaciones de higiene avanzada para la mañana del día 1.

Reducir toxinas: Siga las recomendaciones para reducir toxinas de la mañana del día 1.

Suplementos: Tome una porción de mezcla pulverizada de fibras y superalimentos verdes, o cinco cápsulas de superfórmula verde. Ayúdese a tragar con un vaso de 12 a 16 onzas de agua.

Terapia corporal: Dése una ducha caliente y fría. Después de una ducha normal, alterne sesenta segundos de agua tan caliente como pueda resistir, seguidos por sesenta segundos de agua tan fría como pueda soportar. Repita el ciclo cuatro veces para un total de ocho minutos, finalizando con agua fría.

Ejercicio: Realice ejercicios del método de forma física funcional durante cinco a quince minutos, o pase igual tiempo sobre un minitrampolín. Finalice con cinco a diez minutos de ejercicios de respiración profunda. (Podrá encontrar las rondas del 1 al 3 de estos ejercicios en www.GreatPhysiciansRx.com.)

Salud emotiva: Siga las instrucciones para la salud emocional de la mañana del día 1.

Desayuno

Dos o tres huevos en cualquier estilo, cocidos con una cucharada de aceite de coco extra virgen. (Para ver productos recomendados visite www.BiblicalHealthInstitute.com y haga clic sobre la guía GPRx Resource Guide.)

Una rebanada de pan de canela y pasas con germen de trigo, o de pan integral sin levadura (para ver productos recomendados visite www.BiblicalHealthInstitute.com y haga clic sobre la guía GPRx Resource Guide) con $1/4$ de cucharadita de canela, mantequilla y miel de abejas.

Una taza de té negro caliente chai con especias y una cucharadita de miel de abejas.

Suplementos: Tome dos cápsulas de multivitaminas basadas en alimentos enteros y una cápsula de fórmula energética antioxidante basada en alimentos enteros con vitaminas del complejo B, ácido fólico y cromo.

Almuerzo

Antes de almorzar beba ocho onzas de agua.

Mientras almuerza, beba una taza de té negro chai con especias caliente, con una cucharadita de miel de abejas.

Prepare una ensalada grande con vegetales mixtos de hojas verdes, aguacate, zanahorias, tomates, col morada, cebolla morada, pimientos rojos y brotes tiernos junto con tres onzas de salmón (pescado en su medio) frío, cocido en agua o enlatado.

Aliño: Utilice aceite de oliva extra virgen, vinagre de sidra de manzana o jugo de limón, sal Celtic Sea, plantas medicinales y especias, o mezcle una cucharada de aceite de oliva extra virgen con otra de algún aliño adquirido en tiendas de productos de salud, añada dos onzas de puré de manzanas orgánico y un cuarto de cucharadita de canela molida orgánica.

Suplementos: Tome dos cápsulas de multivitaminas basadas en alimentos enteros y una cápsula de fórmula energética antioxidante basada en alimentos enteros con vitaminas del complejo B, ácido fólico y cromo.

Cena

Antes de cenar beba ocho onzas de agua.

Mientras cena, beba una taza de té negro chai con especias caliente, con una cucharadita de miel de abejas.

Pollo asado orgánico.

Vegetales cocidos (zanahorias, cebollas, arvejas, etc.).

Prepare una ensalada grande con vegetales verdes mixtos, aguacate, zanahoria, tomates, col morada, cebolla morada, pimientos rojos y brotes tiernos.

Aliño: Utilice aceite de oliva extra virgen, vinagre de sidra de manzana o jugo de limón, sal Celtic Sea, plantas medicinales y especias, o mezcle una cucharada de aceite de oliva extra virgen con otra de algún aliño adquirido en tiendas de productos de salud.

Suplementos: Tome dos cápsulas de multivitaminas basadas en alimentos enteros y una cápsula de fórmula energética antioxidante basada en alimentos enteros con vitaminas del complejo B, ácido fólico y cromo, y de una a tres cucharaditas o de tres a nueve cápsulas de aceite de hígado de bacalao rico en omega-3.

Refrigerio

Tres onzas de requesón mezcladas con una cucharada de aceite de linaza, una cucharadita de miel de abejas orgánica y $1/4$ de cucharadita de canela molida orgánica.

Una barra nutritiva de alimentos enteros con betaglucanos de fibra soluble de avena.

Beba de 8 a 12 onzas de agua, o té caliente o helado recién hecho con miel de abejas.

Antes de irse a la cama

Ejercicios: salga a caminar o participe en su deporte favorito o en actividades recreativas.

Suplementos: Tome una porción de mezcla pulverizada de fibras y superalimentos verdes, o cinco cápsulas de superfórmula verde. Ayúdese con un vaso de 12 a 16 onzas de agua.

Terapia corporal: Tome un baño tibio durante quince minutos añadiéndole ocho gotas de aceites esenciales bíblicos.

Higiene avanzada: Repita las instrucciones de higiene avanzada para la mañana del día 1.

Propósito: Hágase estas preguntas: «¿He vivido hoy una vida con propósito?» «¿Qué he hecho hoy para enriquecer la vida de mi prójimo?»

Comprométase a vivir mañana un día con propósito.

Oración: Dé gracias a Dios por este día, pidiéndole que le dé un descanso nocturno reparador y un comienzo fresco en el nuevo día. Déle gracias por la fidelidad de su amor incesante y su misericordia renovada cada mañana. Lea en voz alta 1 Corintios 13.4-8.

Terapia corporal: Dedique diez minutos a escuchar música relajante antes de retirarse a dormir.

Hora de dormir: Acuéstese a las10:30 p.m.

Día 3

Al levantarse

Oración: Dé gracias a Dios porque este es el día que el Señor ha hecho.

Regocíjese y gócese en Él. Déle gracias por el aire en sus pulmones y por la vida de su cuerpo. Pida al Señor que sane su cuerpo y utilice su experiencia en beneficio de las vidas de otros. Lea en voz alta Efesios 6.13-18.

Propósito: Pida al Señor que le dé una oportunidad para añadir significado hoy a la vida de alguien. Esté alerta esperando esa oportunidad. Pida a Dios que le utilice en este día para Su propósito.

Higiene avanzada: Siga las recomendaciones de higiene avanzada para la mañana del día 1.

Reducir toxinas: Siga las recomendaciones para reducir toxinas de la mañana del día 1.

Suplementos: Tome una porción de mezcla pulverizada de fibras y superalimentos verdes, o cinco cápsulas de superfórmula verde. Ayúdese a tragar con un vaso de 12 a 16 onzas de agua.

Terapia corporal: Expóngase durante veinte minutos a la luz directa del sol en algún momento del día, pero guárdese de exponerse demasiado entre las 10:00 a.m. y las 2:00 p.m.

Ejercicios: Realice ejercicios del método de forma física funcional durante cinco a quince minutos, o pase igual tiempo sobre un minitrampolín. Finalice con cinco a diez minutos de ejercicios de respiración profunda. (Podrá encontrar las rondas del 1 al 3 de estos ejercicios en www.GreatPhysiciansRx.com.).

Desayuno

De 4 a 8 onzas de yogurt de leche entera orgánica o requesón con frutas (piña, duraznos o bayas), miel de abejas, 1/2 de cucharadita de canela molida orgánica y una pizca de extracto de vainilla.

Un puñado de almendras crudas.

Una taza de té verde chai caliente con canela y una cucharadita de miel de abejas.

Suplementos: Tome dos cápsulas de multivitaminas basadas en alimentos enteros y una cápsula de fórmula energética antioxidante basada en alimentos enteros con vitaminas del complejo B, ácido fólico y cromo.

Almuerzo

Antes de almorzar beba 8 onzas de agua.

Mientras almuerza, beba una taza de té verde chai caliente con canela y una cucharadita de miel de abejas.

Prepare una ensalada grande con vegetales mixtos de hojas verdes, aguacate, zanahorias, pepinos, apio, tomates, col morada, pimientos rojos, cebolla morada y brotes tiernos junto con dos onzas de atún enlatado con bajo contenido de mercurio y alto de omega-3. (Para ver productos recomendados visite www.BiblicalHealthInstitute.com y haga clic sobre la guía GPRx Resource Guide.)

Aliño: Utilice aceite de oliva extra virgen, vinagre de sidra de manzana o jugo de limbo, sal Celtic Sea, plantas medicinales y especias, o mezcle una cucharada de aceite de oliva extra virgen con otra de algún aliño adquirido en tiendas de productos de salud.

Una tajada de alguna fruta de estación.

Suplementos: Tome dos cápsulas de multivitaminas basadas en alimentos enteros y una cápsula de fórmula energética antioxidante basada en alimentos enteros con vitaminas del complejo B, ácido fólico y cromo.

Cena

Antes de cenar beba 8 onzas de agua.

Mientras cena, beba una taza de té verde chai caliente, con canela y una cucharadita de miel de abejas.

Un bistec de carnes rojas (de res, bisonte, o venado).

Brócoli al vapor.

Una batata horneada con mantequilla.

Prepare una ensalada grande con vegetales de hojas verdes, aguacate, zanahorias, pepinos, apio, tomates, col morada, pimientos rojos, cebolla morada y brotes tiernos.

Aliño: Utilice aceite de oliva extra virgen, vinagre de sidra de manzana o jugo de limón, sal Celtic Sea, plantas medicinales y especias, o mezcle una cucharada de aceite de oliva extra virgen con otra de algún aliño adquirido en tiendas de productos de salud.

Suplementos: tome dos cápsulas de multivitaminas basadas en alimentos enteros y una cápsula de fórmula energética antioxidante basada en alimentos enteros con vitaminas del complejo B, ácido fólico y cromo, y de una a tres cucharaditas o de tres a nueve cápsulas de aceite de hígado de bacalao rico en omega-3.

Refrigerio

Cuatro onzas de requesón o yogurt de leche entera con $1/4$ de cucharadita de canela molida orgánica, miel de abejas orgánica y unas cuantas almendras y uvas pasas.

Una barra nutritiva de alimentos enteros con betaglucanos de fibra soluble de avena.

Beba de 8 a 12 onzas de agua, o té caliente o helado recién hecho con miel de abejas.

Antes de irse a la cama

Ejercicios: Salga a caminar o participe en su deporte favorito o en actividades recreativas.

Suplementos: Tome una porción de mezcla pulverizada de fibras y superalimentos verdes, o cinco cápsulas de superfórmula verde. Ayúdese con un vaso de 12 a 16 onzas de agua.

Terapia corporal: Tome un baño tibio durante quince minutos, añadiendo al agua ocho gotas de aceites esenciales bíblicos.

Higiene avanzada: Siga las recomendaciones de higiene avanzada para la mañana del día 1.

Salud emotiva: Siga las recomendaciones para perdonar de la noche del día 1.

Propósito: Hágase estas preguntas: «¿He vivido hoy una vida con propósito?» «¿Qué he hecho hoy para enriquecer la vida de mi prójimo?»

Comprométase a vivir mañana un día con propósito.

Oración: Dé gracias a Dios por este día, pidiéndole que le dé un descanso nocturno reparador y un comienzo fresco en el nuevo día.

Déle gracias por la lealtad de su amor incesante y su misericordia que se renueva cada mañana. Lea en voz alta Filipenses 4.4-8, 11-13, 19.

Hora de dormir: Acuéstese a las 10:30 p.m.

DÍA 4

Al levantarse

Oración: Dé gracias a Dios porque este es el día que el Señor ha hecho.

Regocíjese y gócese en Él. Déle gracias por el aire en sus pulmones y por la vida de su cuerpo. Pida al Señor que sane su cuerpo y utilice su experiencia en beneficio de las vidas de otros. Lea en voz alta Mateo 6.9-13.

Propósito: Pida al Señor que le dé una oportunidad para añadir significado hoy a la vida de alguien. Esté alerta esperando esa oportunidad. Pida a Dios que le utilice en este día para Su propósito.

Higiene avanzada: Siga las recomendaciones de higiene avanzada para la mañana del día 1.

Reducir toxinas: Siga las recomendaciones para reducir toxinas de la mañana del día 1.

Suplementos: Tome una porción de mezcla pulverizada de fibras y superalimentos verdes, o cinco cápsulas de superfórmula verde. Ayúdese a tragar con un vaso de 12 a 16 onzas de agua.

Ejercicios: Realice ejercicios del método de forma física funcional durante cinco a quince minutos, o pase igual tiempo sobre un minitrampolín. Finalice con cinco a diez minutos de ejercicios de respiración profunda. (Podrá encontrar las rondas del 1 al 3 de estos ejercicios en www.GreatPhysiciansRx.com.)

Terapia corporal: Dése una ducha caliente y fría. Después de una ducha normal, alterne sesenta segundos de agua tan caliente como pueda resistir, seguidos por sesenta segundos de agua tan fría como pueda soportar. Repita el ciclo cuatro veces para un total de ocho minutos, finalizando con agua fría.

Salud emotiva: Siga las recomendaciones para la salud emotiva de la mañana del día 1.

Desayuno

Tres huevos pasados por agua o cocidos en agua.

Cuatro onzas de cereal integral de grano entero con dos onzas de yogurt de leche entera, $1/4$ de cucharadita de canela molida orgánica, almendras y uvas pasas. (Para ver productos recomendados visite www.BiblicalHealthInstitute.com y haga clic sobre la guía GPRx Resource Guide.)

Una taza de té negro chai caliente con canela y una cucharadita de miel de abejas.

Suplementos: Tome dos cápsulas de multivitaminas basadas en alimentos enteros y una cápsula de fórmula energética antioxidante basada en alimentos enteros con vitaminas del complejo B, ácido fólico y cromo.

Almuerzo

Antes de almorzar beba 8 onzas de agua.

Mientras almuerza, beba una taza de té negro chai caliente con especias y una cucharadita de miel de abejas.

Prepare una ensalada grande con vegetales mixtos de hojas verdes, aguacate, zanahorias, pepinos, apio, tomates, col morada, pimientos rojos, cebolla morada y brotes tiernos junto con dos onzas de atún enlatado con bajo contenido de mercurio y alto de omega-3.

Aliño: Utilice aceite de oliva extra virgen, vinagre de sidra de manzana o jugo de limón, sal Celtic Sea, plantas medicinales y especias, o mezcle una cucharada de aceite de oliva extra virgen con otra de algún aliño adquirido en tiendas de productos de salud.

Dos onzas de puré de manzanas orgánico con $1/4$ de cucharadita de canela molida orgánica.

Suplementos: Tome dos cápsulas de multivitaminas basadas en alimentos enteros y una cápsula de fórmula energética antioxidante basada en alimentos enteros con vitaminas del complejo B, ácido fólico y cromo.

Cena

Antes de cenar beba 8 onzas de agua.

Mientras cena, beba una taza de té negro chai caliente, con una cucharadita de miel de abejas.

Pechuga de pollo a la parrilla.

Vegetales al vapor.

Una porción pequeña de cereales integrales (quínoa, amaranto, mijo, o arroz integral) cocidos con una cucharada de aceite de coco extra virgen.

Prepare una ensalada grande con vegetales de hojas verdes, aguacate, zanahorias, pepinos, apio, tomates, col morada, pimientos rojos, cebolla morada y brotes tiernos.

Aliño: Utilice aceite de oliva extra virgen, vinagre de sidra de manzana o jugo de limón, sal Celtic Sea, plantas medicinales y especias, o mezcle una cucharada de aceite de oliva extra virgen con otra de algún aliño adquirido en tiendas de productos de salud.

Suplementos: Tome dos cápsulas de multivitaminas basadas en alimentos enteros y una cápsula de fórmula energética antioxidante basada en alimentos enteros con vitaminas del complejo B, ácido fólico y cromo, y de una a tres cucharaditas o de tres a nueve cápsulas de aceite de hígado de bacalao rico en omega-3.

Refrigerio

Una manzana y zanahorias con mantequilla de almendras.

Una barra nutritiva de alimentos enteros con betaglucanos de fibra soluble de avena.

Beba de 8 a 12 onzas de agua, o té caliente o helado recién hecho con miel de abejas.

Antes de irse a la cama

Beba de 8 a 12 onzas de agua, o té caliente endulzado con miel de abejas.

Ejercicios: Salga a caminar o participe en su deporte favorito o en actividades recreativas.

Suplementos: Tome una porción de mezcla pulverizada de fibras y superalimentos verdes, o cinco cápsulas de superfórmula verde. Ayúdese con un vaso de 12 a 16 onzas de agua.

Higiene avanzada: Siga las recomendaciones de higiene avanzada para la mañana del día 1.

Salud emotiva: Siga las recomendaciones para perdonar de la noche del día 1.

Propósito: Hágase estas preguntas: «¿He vivido hoy una vida con propósito?» «¿Qué he hecho hoy para enriquecer la vida de mi prójimo?»

Comprométase a vivir mañana un día con propósito.

Oración: Dé gracias a Dios por este día, pidiéndole que le dé un descanso nocturno reparador y un comienzo fresco en el nuevo día. Déle gracias por la lealtad de su amor incesante y su misericordia que se renueva cada mañana. Lea en voz alta Romanos 8.35, 37-39.

Terapia corporal: Dedique diez minutos a escuchar música relajante antes de retirarse a dormir

Hora de dormir: Acuéstese a las 10:30 p.m.

Día 5

Al levantarse

Oración: dé gracias a Dios porque este es el día que el Señor ha hecho.

Regocíjese y gócese en Él. Déle gracias por el aire en sus pulmones y por la vida de su cuerpo. Pida al Señor que sane su cuerpo y utilice su experiencia en beneficio de las vidas de otros. Lea en voz alta Efesios 6.13-18.

Propósito: Pida al Señor que le dé una oportunidad para añadir significado hoy a la vida de alguien. Esté alerta esperando esa oportunidad. Pida a Dios que le utilice en este día para Su propósito.

Higiene avanzada: Siga las recomendaciones de higiene avanzada para la mañana del día 1.

Reducir toxinas: Siga las recomendaciones para reducir toxinas de la mañana del día 1.

Suplementos: Tome una porción de mezcla pulverizada de fibras y superalimentos verdes, o cinco cápsulas de superfórmula verde. Ayúdese a tragar con un vaso de 12 a 16 onzas de agua.

Ejercicios: Realice ejercicios del método de forma física funcional durante cinco a quince minutos, o pase igual tiempo sobre un minitrampolín. Finalice con cinco a diez minutos de ejercicios de respiración profunda.

Terapia corporal: Expóngase durante veinte minutos a la luz directa del sol en algún momento del día, pero guárdese de exponerse demasiado entre las 10:00 a.m. y las 2:00 p.m.

Salud emotiva: Siga las recomendaciones para la salud emotiva de la mañana del día 1.

Desayuno

Tres huevos fritos en una cucharada de aceite de coco extra virgen.

Una porción de avena orgánica cocida a fuego lento con $1/4$ de cucharadita de canela, mantequilla, miel de abejas y uvas pasas.

Una tasa de té verde chai caliente con canela y una cucharadita de miel de abejas.

Suplementos: Tome dos cápsulas de multivitaminas basadas en alimentos enteros y una cápsula de fórmula energética antioxidante basada en alimentos enteros con vitaminas del complejo B, ácido fólico y cromo.

Almuerzo

Antes de almorzar beba 8 onzas de agua.

Emparedado de pavo en pan de grano entero germinado o sin levadura, con mayonesa natural, mostaza, queso crudo, lechuga y tomates.

Dos onzas de puré de manzana orgánico con ¼ de cucharadita de canela molida orgánica.

Mientras almuerza, beba una taza de té verde chai caliente con una cucharadita de miel de abejas.

Suplementos: Tome dos cápsulas de multivitaminas basadas en alimentos enteros y una cápsula de fórmula energética antioxidante basada en alimentos enteros con vitaminas del complejo B, ácido fólico y cromo.

Cena

Mientras cena, beba una taza de té verde chai caliente con una cucharadita de miel de abejas.

Sopa de pollo (visite www.GreatPhysiciansRx.com para ver receta) vegetales encurtidos. Para ver productos recomendados visite www.BiblicalHealthInstitute.com y haga clic sobre la guía GPRx Resource Guide).

Prepare una ensalada grande con vegetales mixtos de hojas verdes, aguacate, zanahorias, pepinos, apio, tomates, col morada, pimientos rojos, cebolla morada y brotes tiernos junto con dos onzas de atún enlatado con bajo contenido de mercurio y alto de omega-3.

Aliño: Utilice aceite de oliva extra virgen, vinagre de sidra de manzana o jugo de limón, sal Celtic Sea, plantas medicinales y especias, o mezcle una cucharada de aceite de oliva extra virgen con otra de algún aliño adquirido en tiendas de productos de salud

Suplementos: Tome dos cápsulas de multivitaminas basadas en alimentos enteros y una cápsula de fórmula energética antioxidante basada en alimentos enteros con vitaminas del complejo B, ácido fólico y cromo, y de una a tres cucharaditas o de tres a nueve cápsulas de aceite de hígado de bacalao rico en omega-3.

Refrigerio

Una barra nutritiva de alimentos enteros con betaglucanos de fibra soluble de avena.

Media taza de arándanos azules y un puñado de almendras.

Beba de 8 a 12 onzas de agua, o té caliente o helado recién hecho con miel de abejas.

Antes de irse a la cama

Beba de 8 a 12 onzas de agua o té caliente con miel.

Ejercicios: Salga a caminar o participe en su deporte favorito o en actividades recreativas.

Suplementos: Tome una porción de mezcla pulverizada de fibras y superalimentos verdes, o cinco cápsulas de superfórmula verde. Ayúdese con un vaso de 12 a 16 onzas de agua.

Higiene avanzada: Siga las recomendaciones de higiene avanzada para la mañana del día 1.

Salud emotiva: Siga las recomendaciones para perdonar de la noche del día 1.

Terapia corporal: Tome un baño tibio durante quince minutos, añadiendo al agua ocho gotas de aceites esenciales bíblicos.

Propósito: Hágase estas preguntas: «¿He vivido hoy una vida con propósito?» «¿Qué he hecho hoy para enriquecer la vida de mi prójimo?»

Comprométase a vivir mañana un día con propósito.

Oración: Dé gracias a Dios por este día, pidiéndole que le dé un descanso nocturno reparador y un comienzo fresco en el nuevo día. Déle gracias por la lealtad de su amor incesante y su misericordia que se renueva cada mañana. Lea en voz alta Mateo 6.25-34.

Hora de dormir: Acuéstese a las 10:30 p.m.

Día 6 (Día de descanso)

Al levantarse

Oración: Dé gracias a Dios porque este es el día que el Señor ha hecho.

Regocíjese y gócese en Él. Déle gracias por el aire en sus pulmones y por la vida de su cuerpo. Pida al Señor que sane su cuerpo y utilice su experiencia en beneficio de las vidas de otros. Lea en voz alta el Salmo 23.

Propósito: Pida al Señor que le dé una oportunidad para añadir significado hoy a la vida de alguien. Esté alerta esperando esa oportunidad. Pida a Dios que le utilice en este día para Su propósito.

Higiene avanzada: Siga las recomendaciones de higiene avanzada para la mañana del día 1.

Reducir toxinas: Siga las recomendaciones para reducir toxinas de la mañana del día 1.

Suplementos: Tome una porción de mezcla pulverizada de fibras y superalimentos verdes, o cinco cápsulas de superfórmula verde. Ayúdese a tragar con un vaso de 12 a 16 onzas de agua.

Ejercicios: No haga ejercicios formales pues es el día de descanso.

Terapia corporal: No se aplique ninguna pues es día de descanso.

Salud emotiva: Siga las recomendaciones para la salud emotiva de la mañana del día 1.

Desayuno

Dos o tres huevos preparados en cualquier estilo en una cucharada de aceite de coco extra virgen.

Una toronja o pomelo.

Un puñado de almendras.

Una taza de té verde chai caliente con canela y una cucharadita de miel de abejas.

Suplementos: Tome dos cápsulas de multivitaminas basadas en alimentos enteros y una cápsula de fórmula energética antioxidante basada en alimentos enteros con vitaminas del complejo B, ácido fólico y cromo.

Almuerzo

Antes de almorzar beba 8 onzas de agua.

Mientras almuerza, beba una taza de té verde chai caliente con canela y una cucharadita de miel de abejas.

Prepare una ensalada grande con vegetales mixtos de hojas verdes, aguacate, zanahorias, pepinos, apio, tomates, col morada, pimientos rojos, cebolla morada y brotes tiernos junto con tres huevos hervidos duros con alto contenido de omega-3.

Aliño: Utilice aceite de oliva extra virgen, vinagre de sidra de manzana o jugo de limón, sal Celtic Sea, plantas medicinales y especias, o mezcle una cucharada de aceite de oliva extra virgen con otra de algún aliño adquirido en tiendas de productos de salud.

Dos onzas de puré de manzana orgánico con $^1/_4$ de cucharadita de canela molida orgánica.

Suplementos: Tome dos cápsulas de multivitaminas basadas en alimentos enteros y una cápsula de fórmula energética antioxidante basada en alimentos enteros con vitaminas del complejo B, ácido fólico y cromo.

Cena

Antes de cenar beba 8 onzas de agua.

Mientras cena, beba una taza de té verde chai caliente, con canela y una cucharadita de miel de abejas.

Pollo asado orgánico.

Vegetales cocidos (zanahorias, cebollas, guisantes, etc.).

Prepare una ensalada grande con vegetales de hojas verdes, aguacate, zanahorias, pepinos, apio, tomates, col morada, pimientos rojos, cebolla morada y brotes tiernos.

Aliño: Utilice aceite de oliva extra virgen, vinagre de sidra de manzana o jugo de limón, sal Celtic Sea, plantas medicinales y especias, o mezcle una cucharada de aceite de oliva extra virgen con otra de algún aliño adquirido en tiendas de productos de salud.

Suplementos: Tome dos cápsulas de multivitaminas basadas en alimentos enteros y una cápsula de fórmula energética antioxidante basada en alimentos enteros con vitaminas del complejo B, ácido fólico y cromo, y de una a tres cucharaditas o de tres a nueve cápsulas de aceite de hígado de bacalao rico en omega-3.

Refrigerio

Un puñado de almendras crudas con tajadas de manzana.

Una barra nutritiva de alimentos enteros con betaglucanos de fibra soluble de avena.

Beba de 8 a 12 onzas de agua, o té caliente o helado recién hecho con miel de abejas.

Antes de irse a la cama

Beba de 8 a 12 onzas de agua o té caliente con miel.

Ejercicios: Salga a caminar o participe en su deporte favorito o en actividades recreativas.

Suplementos: Tome una porción de mezcla pulverizada de fibras y superalimentos verdes, o cinco cápsulas de superfórmula verde. Ayúdese con un vaso de 12 a 16 onzas de agua altamente alcalina o jugo de vegetales crudos.

Higiene avanzada: Siga las recomendaciones de higiene avanzada para la mañana del día 1.

Salud emotiva: Siga las recomendaciones para perdonar de la noche del día 1.

Terapia corporal: Tome un baño tibio durante quince minutos, añadiendo al agua ocho gotas de aceites esenciales bíblicos.

Propósito: Hágase estas preguntas: «¿He vivido hoy una vida con propósito?» «¿Qué he hecho hoy para enriquecer la vida de mi prójimo?»

Comprométase a vivir mañana un día con propósito.

Oración: Dé gracias a Dios por este día, pidiéndole que le dé un descanso nocturno reparador y un comienzo fresco en el nuevo día. Déle gracias por la lealtad de su amor incesante y su misericordia que se renueva cada mañana. Lea en voz alta el Salmo 23.

Terapia corporal: Dedique diez minutos a escuchar música relajante antes de retirarse a dormir.

Hora de dormir: Acuéstese a las 10:30 p.m.

Día 7

Al levantarse

Oración: Dé gracias a Dios porque este es el día que el Señor ha hecho.

Regocíjese y gócese en Él. Déle gracias por el aire en sus pulmones y por la vida de su cuerpo. Pida al Señor que sane su cuerpo y utilice su experiencia en beneficio de las vidas de otros. Lea en voz alta Efesios 6.13-18.

Propósito: Pida al Señor que le dé una oportunidad para añadir significado hoy a la vida de alguien. Esté alerta esperando esa oportunidad. Pida a Dios que le utilice en este día para Su propósito.

Higiene avanzada: Siga las recomendaciones de higiene avanzada para la mañana del día 1.

Reducir toxinas: Siga las recomendaciones para reducir toxinas de la mañana del día 1.

Suplementos: Tome una porción de mezcla pulverizada de fibras y superalimentos verdes, o cinco cápsulas de superfórmula verde. Ayúdese a tragar con un vaso de 12 a 16 onzas de agua.

Ejercicios: Realice ejercicios del método de forma física funcional durante cinco a quince minutos, o pase igual tiempo sobre un minitrampolín. Finalice con cinco a diez minutos de ejercicios de respiración profunda.

Terapia corporal: Expóngase durante veinte minutos a la luz directa del sol en algún momento del día, pero guárdese de exponerse demasiado entre las 10:00 a.m. y las 2:00 p.m.

Salud emotiva: Siga las recomendaciones de la salud emotiva para la mañana del día 1.

Desayuno

Prepárese en la licuadora un batido de vainilla y canela con los siguientes ingredientes:

Yogur natural a base de leche entera, o kefir (es mejor el de leche de cabra); una cucharada de aceite de linaza orgánico; una cucharada de miel de abejas orgánica; la mitad de una banana orgánica fresca o congelada; dos cucharadas de polvo proteínico a base de leche de cabra (para ver los productos recomendados visite www.BiblicalHealthInstitute.com y haga clic sobre la guía de recursos GPRx Resource Guide); un cuarto de cucharadita de canela molida orgánica; una pizca de extracto de vainilla.

Suplementos: Tome dos cápsulas de multivitaminas basadas en alimentos enteros y una cápsula de fórmula energética antioxidante basada en alimentos enteros con vitaminas del complejo B, ácido fólico y cromo.

Almuerzo

Antes de almorzar beba 8 onzas de agua.

Mientras almuerza, beba una taza de té verde chai caliente con canela y una cucharadita de miel de abejas.

Prepare una ensalada grande con vegetales mixtos de hojas verdes, aguacate, zanahorias, pepinos, apio, tomates, col morada, pimientos rojos, cebolla morada y brotes tiernos junto con dos onzas de atún enlatado con bajo contenido de mercurio y alto de omega-3.

Aliño: Utilice aceite de oliva extra virgen, vinagre de sidra de manzana o jugo de limón, sal Celtic Sea, plantas medicinales y especias, o mezcle una cucharada de aceite de oliva extra virgen con otra de algún aliño adquirido en tiendas de productos de salud.

Una tajada de alguna fruta de estación.

Suplementos: Tome dos cápsulas de multivitaminas basadas en alimentos enteros y una cápsula de fórmula energética antioxidante basada en alimentos enteros con vitaminas del complejo B, ácido fólico y cromo.

Cena

Antes de cenar beba 8 onzas de agua.

Mientras cena, beba una taza de té verde chai caliente, con canela y una cucharadita de miel de abejas.

Pescado de su elección al horno o a la parrilla.

Brócoli al vapor.

Una batata horneada con mantequilla.

Prepare una ensalada grande con vegetales de hojas verdes, aguacate, zanahorias, pepinos, apio, tomates, col morada, pimientos rojos, cebolla morada y brotes tiernos.

Aliño: Utilice aceite de oliva extra virgen, vinagre de sidra de manzana o jugo de limón, sal Celtic Sea, plantas medicinales y especias, o mezcle una cucharada de aceite de oliva extra virgen con otra de algún aliño adquirido en tiendas de productos de salud.

Suplementos: Tome dos cápsulas de multivitaminas basadas en alimentos enteros y una cápsula de fórmula energética antioxidante basada en alimentos enteros con vitaminas del complejo B, ácido fólico y cromo, y de una a tres cucharaditas o de tres a nueve cápsulas de aceite de hígado de bacalao rico en omega-3.

Refrigerio

Lascas de manzana con mantequilla de ajonjolí (tahini).

Una barra nutritiva de alimentos enteros con betaglucanos de fibra soluble de avena.

Beba de 8 a 12 onzas de agua, o té caliente o helado recién hecho con miel de abejas.

Antes de irse a la cama

Beba de 8 a 12 onzas de agua o té caliente con miel.

Ejercicios: Salga a caminar o participe en su deporte favorito o en actividades recreativas.

Suplementos: Tome una porción de mezcla pulverizada de fibras y superalimentos verdes, o cinco cápsulas de superfórmula verde. Ayúdese con un vaso de 12 a 16 onzas de agua altamente alcalina o jugo de vegetales crudos.

Higiene avanzada: Siga las recomendaciones de higiene avanzada para la mañana del día 1.

Salud emotiva: Siga las recomendaciones para perdonar de la noche del día 1.

Terapia corporal: Tome un baño tibio durante quince minutos, añadiendo al agua ocho gotas de aceites esenciales bíblicos.

Propósito: Hágase estas preguntas: «¿He vivido hoy una vida con propósito?» «¿Qué he hecho hoy para enriquecer la vida de mi prójimo?»

Comprométase a vivir mañana un día con propósito.

Oración: Dé gracias a Dios por este día, pidiéndole que le dé un descanso nocturno reparador y un comienzo fresco en el nuevo día. Déle gracias por la lealtad de su amor incesante y su misericordia que se renueva cada mañana. Lea en voz alta 1 Corintios 13.4-8.

Hora de dormir: Acuéstese a las 10:30 p.m.

DÍA 8 Y DESPUÉS

Si usted está empezando a tener un mejor control del azúcar en su sangre y a sentirse mejor, pero todavía le queda un trecho por delante en su camino hacia el bienestar, puede repetir el plan de batalla de *La receta del Gran Médico* para la diabetes tantas veces como lo desee.

Para sugerencias detalladas paso por paso y planes de nutrición y estilo de vida, visite www.GreatPhysiciansRx.com y sométase a la «Experiencia 40 días por la salud» (si es que desea continuar en la fase estricta del plan de salud), o al plan «Una vida de bienestar» (si desea mantener su nuevo nivel de salud).

Estos programas *online* (en inglés) le proveerán comidas diarias personalizadas y planes de ejercicios, así como las herramientas para determinar su progreso.

Si ha experimentado resultados positivos con el programa de *La receta del Gran Médico para la diabetes*, le exhortó a que les hable de él a sus conocidos y les recomiende este libro y este programa. Usted puede aprender a dirigir un pequeño grupo en su iglesia o en su hogar visitando www.GreatPhysiciansRx.com.

Recuerde: No necesita ser médico ni especialista de la salud para ayudar a transformar la vida de alguien a quien aprecie: basta con que tenga la voluntad para hacerlo.

Permítame ofrecerle ahora esta plegaria de bendiciones tomada de Números 6.24-26:

Jehová te bendiga, y te guarde;
Jehová haga resplandecer su rostro sobre ti, y tenga de ti
    misericordia;
Jehová alce sobre ti su rostro, y ponga en ti paz.
En el nombre de Yeshua Ha Mashiach, Jesús, nuestro Mesías.
Amén.

¿Necesita recetas?

Para una lista detallada (en inglés) de más de doscientas recetas deliciosas y saludables contenidas en el plan para las comidas en la receta del Gran Médico, visite www.GreatPhysiciansRx.com.

NOTAS

Introducción

1. Jeffrey Krasner, "Diabetes Therapy Deal", Boston Globe, 16 marzo 2005.

Llave #1

1. Lyle MacWilliam, "Diabetes: Understanding and Preventing the Next Health Care Epidemic", *LifeExtension*, junio 2004.
2. "Consumer Group Wants Health Warnings on Soft Drinks", ConsumerAffairs.com, 14 julio 2005.
3. Associated Press, "Study: Soda May Increase Diabetes Risk for Women", *USA Today*, 8 junio 2004.
4. "The Secret Dangers of Splenda (Sucralose), an Artificial Sweetener", mercola.com, http://www.mercola.com/2000/dec/3/sucralose_dangers.htm#.
5. F. Batmanghelidj, M.D., *You're Not Sick, You're Thirsty!* (New York: Warner Books, 2003), pp. 225-26.
6. Dr. Isadore Rosenfield, "Big News About a Little Spice", *Parade*, 13 junio 2004.
7. "Slender Servings", *Experience Life* Magazine, Mayo 2005, p. 20.

Llave #2

1. T. A. Barringer, J. K. Kirk, A. C. Santaniello, *et al.,* "Effect of a Multivitamin and Mineral Supplement on Infection and Quality of Life", *Annals of Internal Medicine*, 3 marzo 2003, pp. 365-71.
2. "Fish Oil Lowers Triglycerides with Little or No Glycemic Effect in Type 2 Diabetics", *Reuters Health,* octubre 2005, http://www.diabetes-library.org/news/news_item.cfm?NewsID=229.

Llave #3

1. "Diabetes Forum", por el equipo de Gopi Memorial Hospital en Salem Tamilnadu, India, http://www.diabetesforum.net/eng_treatment_personalHygiene.htm.

Llave #4

1. Randy Dotinga, "Too Little Sleep Could Cause Diabetes", *HealthDay*, 27 abril 2005, http://health.yahoo.com/news/61350.
2. Nanci Hellmich, "Sleep Loss May Equal Weight Gain", *USA Today*, 6 diciembre 2004, http://www.usatoday.com/news/health/2004-12-06-sleep-weight-gain-x.htm.

Llave #5

1. Don Colbert, M.D., *Toxic Relief* (Lake Mary, FL: Siloam, 2003), p. 15.
2. F. Batmanghelidj, M.D., *You're Not Sick, You're Thirsty!* (New York: Warner, 2003), pp. 2-3.

Llave #6

1. Laurent C. Brown, BSCPHARM, Sumit R. Majumdar, MD, MPH, FRCPC, Stephen C. Newman, MD, MA, MSC, y Jeffrey A. Johnson, PHD, «History of Depression Increases Risk of Type 2 Diabetes in Younger Adults», *Diabetes Care* 28:1063-1067, 2005.

ACERCA DE LOS AUTORES

Jordan **Rubin** ha dedicado su vida a transformar vida por vida la salud de otros. Es además consultor nutricional certificado, instructor certificado de forma física personal, especialista certificado en nutrición y miembro de la Academia Nacional de Medicina Deportiva.

El señor Rubin es fundador y presidente ejecutivo de Garden of Life, Inc., una compañía dedicada a la salud y el bienestar humanos con sede en West Palm Beach, Florida, que produce suplementos nutricionales basados en alimentos enteros y productos para el cuidado personal. También es presidente y ejecutivo principal de GPRx, Inc., una compañía de salud y bienestar basada en la Biblia que provee recursos educativos, currículos para grupos pequeños, alimentos funcionales, suplementos nutritivos y servicios para el bienestar.

Él y su esposa, Nicki, se casaron en 1999 y son padres de un parvulito, Joshua. Residen en Palm Beach Gardens, Florida.

El doctor en medicina Joseph D. Brasco tiene amplios conocimientos y experiencia en las especialidades de medicina interna y gastroenterología; es vicepresidente de asuntos médicos de Garden of Life. El doctor Brasco, que estudió medicina en el Colegio Médico de Wisconsin en Milwaukee, Wisconsin, es un profesional certificado por la Junta Estadounidense de Medicina Interna. Además de escribir para varias publicaciones médicas, es también coautor con Jordan Rubin de *Restoring Your Digestive Health*.

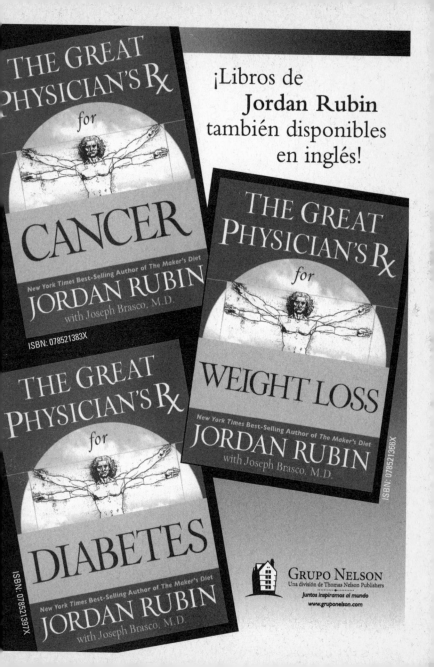